AF850309

Inhalt

Präambel

Diese Pocket-Leitlinie ist eine von der Deutschen Gesellschaft für Kardiologie – Herz- und Kreislaufforschung e.V. (DGK) übernommene Stellungnahme der European Society of Cardiology (ESC), die den gegenwärtigen Erkenntnisstand wiedergibt und Ärzten* die Entscheidungsfindung zum Wohle ihrer Patienten erleichtern soll. Die Leitlinie ersetzt nicht die ärztliche Evaluation des individuellen Patienten und die Anpassung der Diagnostik und Therapie an dessen spezifische Situation.

Die Erstellung dieser Leitlinie ist durch eine systematische Aufarbeitung und Zusammenstellung der besten verfügbaren wissenschaftlichen Evidenz gekennzeichnet. Das vorgeschlagene Vorgehen ergibt sich aus der wissenschaftlichen Evidenz, wobei randomisierte, kontrollierte Studien bevorzugt werden. Der Zusammenhang zwischen der jeweiligen Empfehlungsklasse und dem zugehörigen Evidenzgrad ist gekennzeichnet.

Tabelle 1: Empfehlungsklassen

	Definition	Empfohlene Formulierung
Klasse I	Evidenz und/oder allgemeine Übereinkunft, dass eine Therapieform oder eine diagnostische Maßnahme effektiv, nützlich oder heilsam ist	wird empfohlen/ ist indiziert
Klasse II	Widersprüchliche Evidenz und/oder unterschiedliche Meinungen über den Nutzen/die Effektivität einer Therapieform oder einer diagnostischen Maßnahme	
Klasse IIa	Evidenz/Meinungen favorisieren den Nutzen bzw. die Effektivität einer Maßnahme	sollte erwogen werden
Klasse IIb	Nutzen/Effektivität einer Maßnahme ist weniger gut durch Evidenz/Meinungen belegt	kann erwogen werden
Klasse III	Evidenz und/oder allgemeine Übereinkunft, dass eine Therapieform oder eine diagnostische Maßnahme nicht effektiv, nicht nützlich oder nicht heilsam ist und im Einzelfall schädlich sein kann	wird nicht empfohlen

Tabelle 2: Evidenzgrade

A	Daten aus mehreren, randomisierten klinischen Studien oder Meta-Analysen
B	Daten aus einer randomisierten klinischen Studie oder mehreren großen nicht randomisierten Studien
C	Konsensusmeinung von Experten und/oder kleinen Studien, retrospektiven Studien oder Registern

* Aus Gründen der Lesbarkeit wird darauf verzichtet, geschlechterspezifische Formulierungen zu verwenden. Personenbezogene Bezeichnungen beziehen sich auf alle Geschlechter.

ESC Pocket Guidelines
Akutes Koronarsyndrom*

2023 ESC Guidelines on the management of acute coronary syndromes

Developed by the task force on the management of acute coronary syndromes
of the European Society of Cardiology (ESC)

Chairpersons

Robert Byrne
Dept. of Cardiology and Cardiovascular Research Institute (CVRI)
Mater Private Network and RCSI University of Medicine and Health Sciences
Dublin, Ireland

Borja Ibanez
Clinical Research Department,
Centro Nacional de Investigaciones Cardiovasculares Carlos III (CNIC) and
Cardiology Department, IIS Fundacion Jimenez Diaz University Hospital,
Madrid, Spain

Task Force Members:
Xavier Rossello (Task Force Coordinator) (Spain), J.J. Coughlan (Task Force Coordinator) (Ireland), Emanuele Barbato (Italy), Colin Berry (United Kingdom), Alaide Chieffo (Italy), Marc J. Claeys (Belgium), Gheorghe-Andrei Dan (Romania), Marc R. Dweck (United Kingdom), Mary Galbraith (United Kingdom), Martine Gilard (France), Lynne Hinterbuchner (Austria), Ewa A. Jankowska (Poland), Peter Jüni (United Kingdom), Takeshi Kimura (Japan), Vijay Kunadian (United Kingdom), Margret Leosdottir (Sweden), Roberto Lorusso (Netherlands), Roberto F.E. Pedretti (Italy), Angelos G. Rigopoulos (Greece), Maria Rubini Gimenez (Germany), Holger Thiele (Germany), Pascal Vranckx (Belgium), Sven Wassmann (Germany), Nanette Kass Wenger (United States of America).

ESC subspecialty communities having participated in the development of this document:
Associations: *Association of Cardiovascular Nursing & Allied Professions (ACNAP), Association for Acute CardioVascular Care (ACVC), European Association of Cardiovascular Imaging (EACVI), European Association of Preventive Cardiology (EAPC), European Association of Percutaneous Cardiovascular Interventions (EAPCI), European Heart Rhythm Association (EHRA) and Heart Failure Association (HFA).*
Working Groups: *Cardiovascular Pharmacotherapy, Cardiovascular Surgery, E-Cardiology, Myocardial and Pericardial Diseases, Thrombosis.*
Patient forum

Wir bedanken uns bei Adem Aksoy und Philipp Breitbart (Sektion Young DGK) für das Lektorat.

Bearbeitet von:
Sven Waßmann (München), Salvatore Cassese (München), Alexander Ghanem (Hamburg), Julinda Mehilli (Landshut)#, Peter Ong (Stuttgart), Maria Rubini Gimenez (Leipzig), Stephan Henrik Schirmer (Kaiserslautern), Stefanie Schüpke (Frankfurt am Main), Holger Thiele (Leipzig)

#*Für die Kommission für Klinische Kardiovaskuläre Medizin der DGK*

*Adapted from the 2023 ESC Guidelines for the management of acute coronary syndromes (European Heart Journal; 2023 – doi:10.1093/eurheartj/ehad191).

Abkürzungen und Akronyme

ACh	Acetylcholin
ACS	akutes Koronarsyndrom (acute coronary syndrome)
ACT	aktivierte Gerinnungszeit (activated clotting time)
AF	Vorhofflimmern (atrial fibrillation)
aPTT	aktivierte partielle Thromboplastinzeit (activated partial thromboplastin time)
CABG	koronararterielle Bypass-Operation (coronary artery bypass grafting)
CCTA	Computertomographie-Koronarangiographie (coronary computed tomography angiography)
CCU	kardiologische Überwachungsstation (coronary care unit)
CHA_2DS_2-VASc	Herzinsuffizienz, Hypertonie, Alter ≥ 75 Jahre, Diabetes, Schlaganfall, vaskuläre Erkrankung, Alter 65–74 Jahre, weibliches Geschlecht
CKD	chronische Nierenerkrankung (chronic kidney disease)
CMR	kardiale Magnetresonanztomographie (cardiac magnetic resonance imaging)
CrCl	Kreatinin-Clearance (creatine clearance)
CS	kardiogener Schock (cardiogenic shock)
CT	Computertomographie
CTPA	CT-Pulmonalisangiographie
DAPT	duale antithrombozytäre Therapie (dual antiplatelet therapy)
DAT	duale antithrombotische Therapie
EKG	Elektrokardiogramm
EMS	Rettungsdienst (emergency medical service)
ESC	European Society of Cardiology
GP	Glykoprotein
GRACE	Global Registry of Acute Coronary Events
HBR	hohes Blutungsrisiko (high bleeding risk)
hs-cTn	hochsensitives kardiales Troponin (high-sensitivity cardiac troponin)
i.v.	intravenös
IABP	intraaortale Ballonpumpe
IAP	instabile Angina pectoris
ICD	implantierbarer Kardioverter/Defibrillator
ICB	intrakranielle Blutung
ICU	Intensivstation (intensive care unit)
INR	internationale normalisierte Ratio
IRA	Infarkt-bezogene Arterie (infarct-related artery)

IVUS	intravaskulärer Ultraschall
LD	Aufsättigungsdosis (loading dose)
LDL-C	Low-Density-Lipoprotein-Cholesterin
LMWH	niedermolekulares Heparin (low molecular weight heparin)
LV	linksventrikulär/linker Ventrikel
LVEDP	linksventrikulärer enddiastolischer Druck (left ventricular end-diastolic pressure)
MD	Erhaltungsdosis (maintenance dose)
MI	Myokardinfarkt
MINOCA	Myokardinfarkt mit nicht-obstruierten Koronararterien (Myocardial Infarction with Non-Obstructive Coronary Arteries)
MVD	koronare Mehrgefäßerkrankung (multivessel coronary artery disease)
NOAK	nicht-Vitamin-K-abhängige orale Antikoagulanzien
NSTE-ACS	akutes Koronarsyndrom ohne ST-Strecken-Hebung (non-ST-elevation acute coronary syndrome)
NSTEMI	Nicht-ST-Strecken-Hebungsinfarkt (Non-ST Elevation Myokardinfarkt)
NT-proBNP	N-terminales pro-brain natriuretisches Peptid
OAK	orale Antikoagulation
OCT	optische Kohärenztomographie
OHCA	Herzstillstand außerhalb der Klinik (out-of-hospital cardiac arrest)
PCI	perkutane Koronarintervention (percutaneous coronary intervention)
PCSK9	Proproteinkonvertase Subtilisin/Kexin Typ 9 (proprotein convertase subtilisin/kexin type 9)
pPCI	primäre perkutane Koronarintervention
RAAS	Renin-Angiotensin-Aldosteron-System
s.c.	subkutan (subcutan)
SaO_2	arterielle Sauerstoffsättigung
SAPT	antithrombozytäre Monotherapie (single antiplatelet therapy)
SBP	systolischer Blutdruck (systolic blood pressure)
STEMI	ST-Strecken-Hebungsinfarkt (ST-segment elevation myocardial infarction)
TTE	transthorakale Echokardiographie
UFH	unfraktioniertes Heparin
VKA	Vitamin-K-Antagonist(en)

1. Einführung

Die Europäische Gesellschaft für Kardiologie (European Society of Cardiology, ESC) hat vor kurzem eine umfassende Überprüfung des aktuellen Stands der medizinischen Evidenz hinsichtlich des akuten Koronarsyndroms (ACS) abgeschlossen. Die Empfehlungsklassen und Evidenzgrade wurden gemäß der Definitionen in Tabelle 1 und Tabelle 2 bewertet und eingestuft.

Diese Pocket-Leitlinie fasst Informationen zur klinischen Versorgung zusammen, die aus der Langfassung der Leitlinien entnommen sind. Weitere Einzelheiten finden Sie in der veröffentlichten Leitlinien-Langfassung, die unter www.escardio.org/guidelines verfügbar ist.

Die wichtigsten Aspekte der Behandlung von Patienten mit ACS sind zusammengefasst in Abbildung 1.

1.1 Definitionen akutes Koronarsyndrom und Myokardinfarkt

Das akute Koronarsyndrom (ACS) umfasst ein Spektrum von Erkrankungen, zu denen Patienten gehören, die sich mit kürzlich aufgetretenen Veränderungen der klinischen Symptome oder Anzeichen, mit oder ohne Veränderungen im 12-Kanal-Elektrokardiogramm (EKG) und mit oder ohne akuter Erhöhung der kardialen Troponinkonzentrationen (cTn) vorstellen (Abbildung 2). Bei Patienten, die sich mit Verdacht auf ein ACS vorstellen, kann schließlich die Diagnose eines akuten Myokardinfarkts (MI) oder einer instabilen Angina pectoris (IAP) gestellt werden. Die MI-Diagnose ist mit einer cTn-Freisetzung verbunden und wird auf der Grundlage der vierten universellen Definition des MI gestellt. IAP ist definiert als Myokardischämie in Ruhe oder bei minimaler Anstrengung ohne akute Kardiomyozytenschädigung/Nekrose.

Abbildung 1: Zentrale Abbildung.

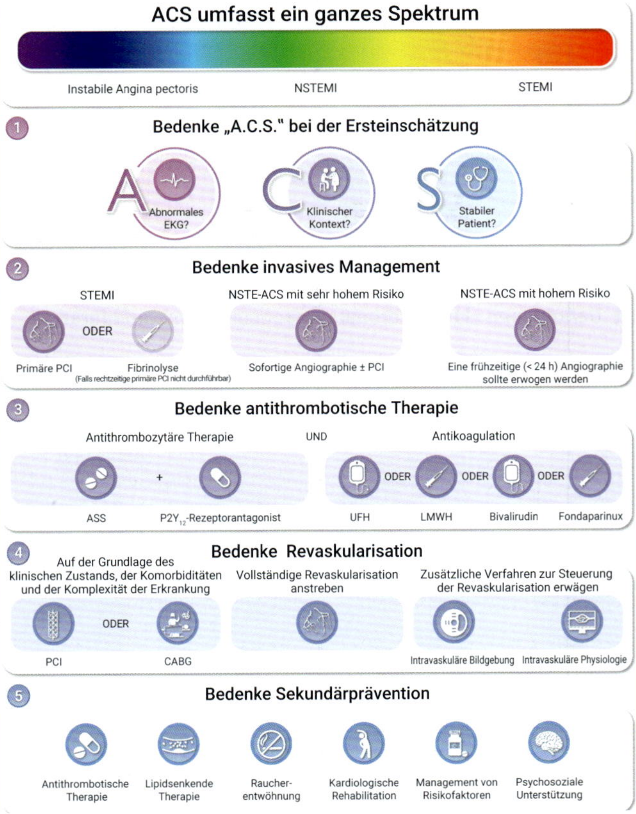

ACS = akutes Koronarsyndrom; CABG = koronararterielle Bypass-Operation; EKG = Elektrokardiogramm; LMWH = niedermolekulares Heparin; NSTE-ACS = akutes Koronarsyndrom ohne ST-Strecken-Hebung; NSTEMI = Nicht-ST-Strecken-Hebungsinfarkt; PCI = perkutane Koronarintervention; STEMI = ST-Strecken-Hebungsinfarkt; UFH = unfraktioniertes Heparin.

Abbildung 2: Das Spektrum der klinischen Präsentationen, elektrokardiographischen Befunde und hochsensitiven kardialen Troponinwerte bei Patienten mit akutem Koronarsyndrom.

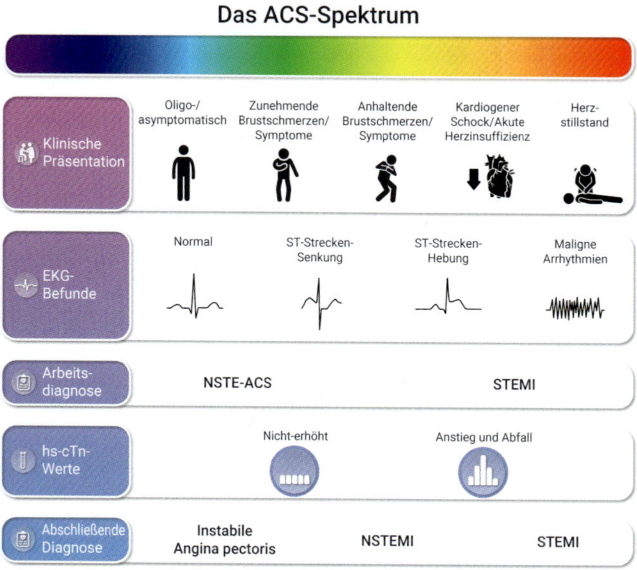

ACS = akutes Koronarsyndrom; EKG = Elektrokardiogramm; hs-cTn = hochsensitives kardiales Troponin; NSTE-ACS = akutes Koronarsyndrom ohne ST-Strecken-Hebung; NSTEMI = Nicht-ST-Hebungsinfarkt; STEMI = ST-Strecken-Hebungsinfarkt.

Patienten, die sich mit Verdacht auf ein ACS vorstellen, werden typischerweise basierend auf dem EKG bei ihrer Vorstellung für die Erstbehandlung klassifiziert. Danach erfolgt die weitere Einteilung in Abhängigkeit einer vorhandenen cTn-Erhöhung (sobald diese Ergebnisse verfügbar sind), wie in Abbildung 2 und Abbildung 3 dargestellt.

Abbildung 3: Klassifizierung von Patienten mit Verdacht auf akutes Koronarsyndrom: von der Arbeitsdiagnose zur endgültigen Diagnose.

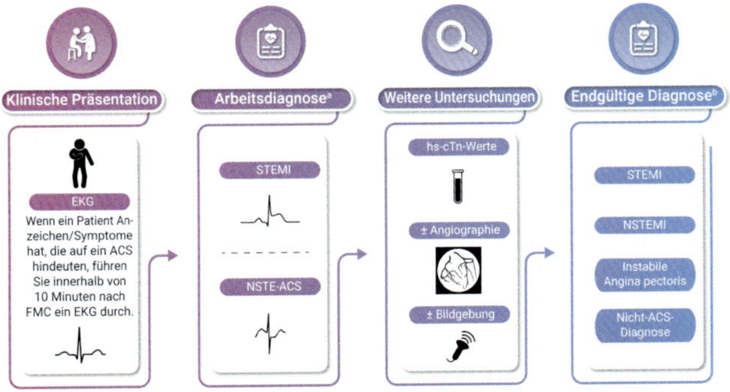

ACS = akutes Koronarsyndrom; EKG = Elektrokardiogramm; FMC = erster medizinischer Kontakt; hs-cTn = hochsensitives kardiales Troponin; MI = Myokardinfarkt; NSTE-ACS = akutes Koronarsyndrom ohne ST-Strecken-Hebung; NSTEMI = Nicht-ST-Hebungsinfarkt; STEMI = ST-Strecken-Hebungsinfarkt.

[a] Die Arbeitsdiagnose ACS kann auf der Grundlage der verfügbaren klinischen Informationen und EKG-Befunde als STEMI oder NSTE-ACS klassifiziert werden. Dies ermöglicht eine erste Triage und Beurteilung.

[b] Die endgültige Diagnose basiert auf Symptomen, EKG und Troponin für die MI-Diagnose sowie auf den Ergebnissen anderer Tests (z. B. Bildgebung und/oder Angiographie), um das Verständnis des Mechanismus und die Subklassifizierung des MI-Typs zu erleichtern. Patienten, denen zunächst die Arbeitsdiagnose STEMI oder NSTE-ACS zugewiesen wurde, können schließlich final eine Nicht-ACS-Diagnose erhalten.

2. Triage und Diagnose

2.1 Klinische Präsentation und körperliche Untersuchung

Akute Beschwerden in der Brust sind das wichtigste Symptom, das die klinische Diagnose eines ACS und die Einleitung von Untersuchungen nach spezifischen Diagnosealgorithmen erforderlich macht (Abbildung 4).

Zu den Brustschmerz-äquivalenten Symptomen gehören Dyspnoe, epigastrische Schmerzen und Schmerzen im linken/rechten Arm oder Hals/Kiefer.

Abbildung 4: Überblick über die erste Einteilung, Behandlung und Untersuchung von Patienten mit Anzeichen und Symptomen, die möglicherweise auf ein akutes Koronarsyndrom hindeuten.

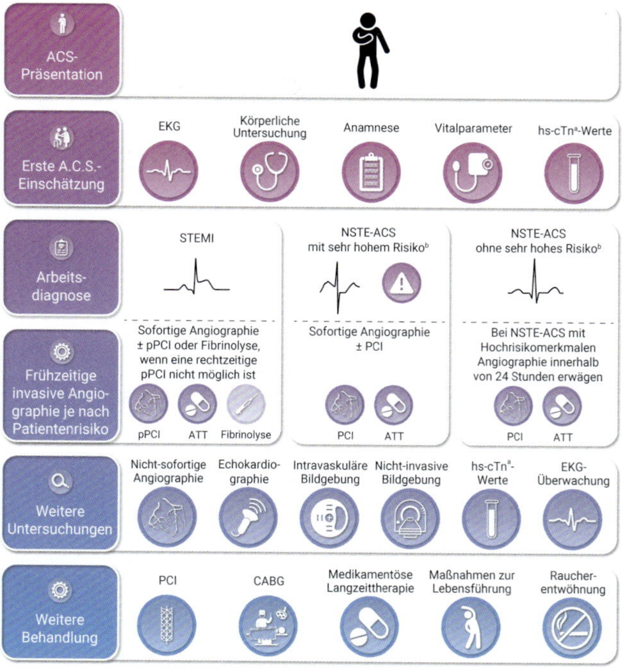

ACS = akutes Koronarsyndrom; ATT = antithrombotische Therapie; CABG = koronararterielle Bypass-Operation; EKG = Elektrokardiogramm; hs-cTn = hochsensitives kardiales Troponin; NSTE-ACS = akutes Koronarsyndrom ohne ST-Strecken-Hebung; pPCI = primäre perkutane Koronarintervention; STEMI = ST-Strecken-Hebungsinfarkt.

Die A.C.S.-Bewertung ist in **Abbildung 5** dargestellt.

[a] Die Ergebnisse der hs-cTn-Bestimmung sind für die anfängliche Stratifizierung des ACS nicht erforderlich, und das anfängliche Notfallmanagement (d. h. für Patienten mit der Arbeitsdiagnose eines STEMI oder eines NSTE-ACS mit sehr hohem Risiko) sollte auf dieser Grundlage nicht verzögert werden.

[b] Für Patienten mit NSTE-ACS mit sehr hohem Risiko wird eine sofortige Angiographie empfohlen. Bei Patienten mit NSTE-ACS mit Hochrisikomerkmalen sollte eine frühzeitige invasive Angiographie (d. h. < 24 h) erwogen werden, und eine stationäre invasive Angiographie wird empfohlen.

Es wird empfohlen, bei der ersten medizinischen Kontaktaufnahme (FMC) gleichzeitig mit der Aufzeichnung eines ersten EKG eine sofortige Beurteilung der Vitalparameter vorzunehmen (**Abbildung 5**).

Abbildung 5: Die A.C.S.-Beurteilung für die Erstuntersuchung von Patienten mit Verdacht auf ein akutes Koronarsyndrom.

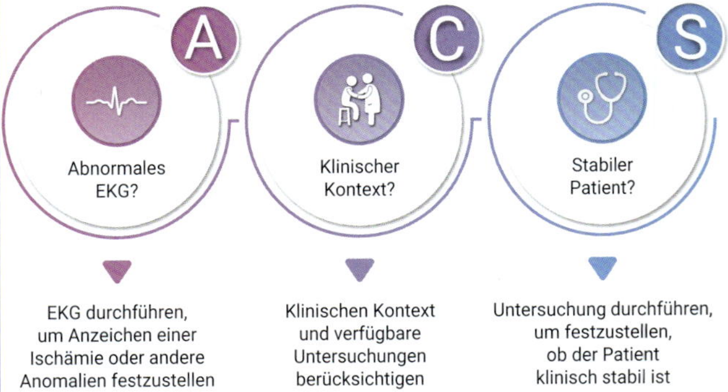

EKG = Elektrokardiogramm.

2.2 Elektrokardiogramm

Das 12-Kanal-EKG in Ruhe ist das diagnostische Instrument der ersten Wahl für die Beurteilung von Patienten mit Verdacht auf ein ACS. Es wird empfohlen, ein EKG unmittelbar nach dem Eintreffen beim FMC zu erstellen und innerhalb von 10 Minuten von einem qualifizierten Notfallsanitäter oder Arzt zu interpretieren. Anhand des anfänglichen EKG können Patienten mit Verdacht auf ACS in zwei Arbeitsdiagnosen unterteilt werden:

- Patienten mit akutem Brustschmerz (oder Brustschmerz-äquivalenten Anzeichen/Symptomen) und anhaltender ST-Strecken-Hebung (oder ST-Strecken-Hebungsäquivalenten) im EKG (Arbeitsdiagnose: ST-Strecken-Hebungs-MI: STEMI).

- Patienten mit akutem Brustschmerz (oder Brustschmerz-äquivalenten Anzeichen/Symptomen), aber ohne anhaltende ST-Strecken-Hebung (oder ST-Strecken-Hebungsäquivalente) im EKG (Arbeitsdiagnose: Nicht-ST-Strecken-Hebungs-(NSTE)-ACS).

2.2.1 Akutes Koronarsyndrom mit persistierender ST-Strecken-Hebung

Eine neue ST-Hebung am J-Punkt in mindestens zwei zusammenhängenden Ableitungen (gemessen am J-Punkt) gilt im entsprechenden klinischen Kontext als Hinweis auf einen anhaltenden akuten Koronararterienverschluss.

Bei diesen Patienten ist es vorrangig, so schnell wie möglich eine Reperfusionstherapie durchzuführen (siehe **Abschnitt 4**).

Bei Patienten mit Verdacht auf einen inferioren STEMI werden ergänzend die rechts-präkordialen Ableitungen (V3R und V4R) empfohlen, um einen begleitenden rechtsventrikulären Infarkt zu erkennen. Posteriore Ableitungen (V7–V9) können ebenfalls aufgezeichnet werden, um nach einem posterioren STEMI zu suchen, insbesondere bei Patienten mit anhaltenden Symptomen und einem nicht eindeutigen 12-Kanal-Standard-EKG.

Die Diagnose eines anhaltenden akuten Koronararterienverschlusses mittels EKG kann manchmal schwierig sein, und in einigen Fällen kann eine sofortige Behandlung und Triage für eine sofortige Reperfusionstherapie trotz fehlender ST-Strecken-Hebung erforderlich sein.

2.2.2 Akutes Koronarsyndrom ohne persistierende ST-Strecken-Hebung (NSTE-ACS)

Obwohl das EKG im Rahmen eines NSTE-ACS normal sein kann, liegen häufig charakteristische EKG-Anomalien vor, die die diagnostische Wahrscheinlichkeit eines ACS erhöhen. Zu diesen EKG-Anomalien gehören ST-Strecken-Senkungen, T-Wellen-Veränderungen (insbesondere biphasische T-Wellen oder ausgeprägte negative T-Wellen) und/oder U-Wellen-Inversion.

Diagnostische Empfehlungen für Patienten mit Verdacht auf ein akutes Koronarsyndrom		
Empfehlungen	**Klasse**	**Evidenzgrad**
Es wird empfohlen, die Diagnose und die initiale kurzfristige Risikostratifizierung eines ACS auf eine Kombination aus Anamnese, Symptomen, Vitalzeichen, anderen körperlichen Befunden, EKG und hs-cTn zu stützen.	I	B
EKG		
Die Aufzeichnung und Interpretation eines 12-Kanal-EKGs wird so schnell wie möglich zum FMC-Zeitpunkt empfohlen, mit einem Ziel < 10 Minuten.	I	B
Eine kontinuierliche EKG-Überwachung und die Verfügbarkeit eines Defibrillators wird so schnell wie möglich bei allen Patienten mit Verdacht auf STEMI, bei Verdacht auf ACS mit anderen EKG-Veränderungen oder anhaltenden Brustschmerzen sowie nach der Diagnose eines MI empfohlen.	I	B
Die Verwendung zusätzlicher EKG-Ableitungen (V3R, V4R und V7–V9) wird bei einem inferioren STEMI oder bei Verdacht auf einen vollständigen Gefäßverschluss empfohlen, wenn die Standardableitungen nicht aussagekräftig sind.	I	B
Ein zusätzliches 12-Kanal-EKG wird in Fällen mit wiederkehrenden Symptomen oder diagnostischer Unsicherheit empfohlen.	I	C
Labordiagnostik		
Es wird empfohlen, die kardialen Troponine mit hochsensitiven Assays unmittelbar nach der Vorstellung zu messen und die Ergebnisse innerhalb von 60 Minuten nach der Blutentnahme zu erhalten.	I	B
Es wird empfohlen, einen ESC-Algorithmus mit seriellen hs-cTn-Messungen (0 h/1 h oder 0 h/2 h) anzuwenden, um einen NSTEMI nachzuweisen oder auszuschließen.	I	B

Diagnostische Empfehlungenfür Patienten mit Verdacht auf ein akutes Koronarsyndrom (Fortsetzung)		
Empfehlungen	**Klasse**	**Evidenzgrad**
Labordiagnostik (Fortsetzung)		
Zusätzliche Tests nach 3 Stunden werden empfohlen, wenn die ersten beiden cTn-Messungen des 0-Stunden-/1-Stunden-Algorithmus nicht schlüssig sind und keine alternativen Diagnosen zur Erklärung der Erkrankung gestellt wurden.	I	B
Die Verwendung etablierter Risikoscores (z. B. GRACE-Risikoscore) sollte für die Prognoseeinschätzung erwogen werden.	IIa	B
Triage für die Notfall-Reperfusionsstrategie		
Es wird empfohlen, dass Patienten mit Verdacht auf STEMI sofort für eine Notfall-Reperfusionsstrategie eingeteilt werden.	I	A

ACS = akutes Koronarsyndrom; EKG = Elektrokardiogramm; ESC = European Society of Cardiology; FMC = medizinischer Erstkontakt; GRACE = Global Registry of Acute Coronary Events; hs-cTn = hochsensitives kardiales Troponin; MI = Myokardinfarkt; NSTEMI = Nicht-ST-Hebungsinfarkt; STEMI = ST-Strecken-Hebungsinfarkt.

2.3 Biomarker

2.3.1 Hochsensitive kardiale Troponine

Nach Ausschluss klinischer Symptome und EKG-Veränderungen, die auf einen STEMI oder ein NSTE-ACS mit sehr hohem Risiko hindeuten, spielen Biomarker eine ergänzende Rolle bei der Diagnose, Risikostratifizierung und Behandlung von Patienten mit Verdacht auf ein ACS. Bei allen Patienten mit Verdacht auf ein ACS wird die Messung eines Biomarkers für die Schädigung der Kardiomyozyten empfohlen, vorzugsweise hochsensitives kardiales Troponin (hs-cTn). Wenn das klinische Bild mit einer Myokardischämie vereinbar ist, deutet ein Anstieg und/oder Abfall des cTn-Wertes über das 99. Perzentil gesunder Personen auf die Diagnose eines MI hin. Es wird empfohlen, den 0 h/1 h-Algorithmus (beste Option) oder den 0 h/2 h-Algorithmus (zweitbeste Option) zu verwenden (**Abbildung 6**).

Abbildung 6: Die 0 h/1 h- bzw. 0 h/2 h-Rule-Out- und Rule-In-Algorithmen unter Verwendung hochsensitiver kardialer Troponin-Tests für Patienten in der Notaufnahme mit Verdacht auf einen NSTEMI und ohne Indikation für eine sofortige invasive Angiographie.

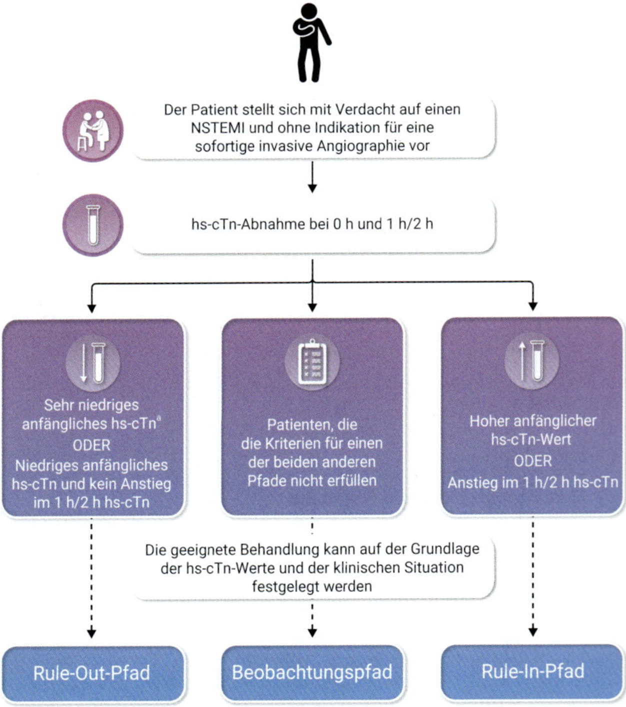

hs-cTn = hochsensitives kardiales Troponin; NSTEMI = Nicht-ST-Hebungsinfarkt.

Mögliche Vorgehens- und Testoptionen für jede der drei Strategien sind in den entsprechenden Abschnitten der Leitlinien-Langfassung aufgeführt, die unter www.escardio.org/guidelines abrufbar ist.

[a] Nur anwendbar, wenn der Beginn der Brustschmerzen > 3 Stunden vor der 0-h-hs-cTn-Messung lag.

2.4 Nicht-invasive Bildgebung

Die Empfehlungen zur nicht-invasiven Bildgebung bei Patienten mit ACS sind im Folgenden zusammengefasst.

Empfehlungen zur nicht-invasiven Bildgebung bei der Ersteinschätzung von Patienten mit Verdacht auf ein akutes Koronarsyndrom		
Empfehlungen	**Klasse**	**Evidenzgrad**
Eine Notfall-TTE wird bei Patienten mit Verdacht auf ein ACS empfohlen, die einen kardiogenen Schock oder vermutete mechanische Komplikationen aufweisen.	I	C
Bei Patienten mit Verdacht auf ein ACS, nicht erhöhten (oder unsicheren) hs-cTn-Werten, fehlenden EKG-Veränderungen und keinem erneuten Auftreten von Schmerzen sollte die Einbeziehung der CCTA oder eines nicht-invasiven bildgebenden Stresstests als Teil der initialen Abklärung erwogen werden.	IIa	A
Bei diagnostischer Unsicherheit sollte bei der Triage eine Notfall-TTE erwogen werden, was jedoch nicht zu einer Verzögerung der Verlegung in das Herzkatheterlabor führen sollte, wenn der Verdacht auf einen akuten Koronararterienverschluss besteht.	IIa	C
Eine routinemäßige, frühzeitige CCTA bei Patienten mit Verdacht auf ein ACS wird nicht empfohlen.	III	B

ACS = akutes Koronarsyndrom; CCTA = Computertomographie-Koronarangiographie; EKG = Elektrokardiogramm; hs-cTn = hochsensitives kardiales Troponin; TTE = transthorakale Echokardiographie.

3. Erstmaßnahmen bei Patienten mit Verdacht auf ein akutes Koronarsyndrom | Initialtherapie

3.1 Logistik der prähospitalen Versorgung

Personen, die außerhalb einer Klinik akute Brustschmerzen erleiden, sollten einer sofortigen Risikobewertung und Triage unterzogen werden, die den lokalen Protokollen des medizinischen Notfalldienstes entsprechen.

Es sollte so bald wie möglich ein 12-Kanal-EKG erstellt und analysiert werden. Patienten mit Verdacht auf ein ACS werden initial auf der Grundlage des

12-Kanal-EKG kategorisiert und in zwei Erstbehandlungspfade eingeteilt: (i) Patienten mit einem EKG, das auf einen STEMI hindeutet (anhaltende ST-Strecken-Hebung oder äquivalente EKG-Muster) (**Abbildung 7**), oder (ii) Patienten ohne ST-Strecken-Hebung oder äquivalente EKG-Muster (Verdacht auf NSTE-ACS) (**Abbildung 8**).

Empfehlungen für die Erstversorgung von Patienten mit akutem Koronarsyndrom		
Empfehlungen	**Klasse**	**Evidenzgrad**
Hypoxie		
Bei Patienten mit Hypoxämie (SaO_2 < 90 %) wird Sauerstoffgabe empfohlen.	I	C
Routinemäßige Sauerstoffgabe wird bei Patienten ohne Hypoxämie (SaO_2 > 90 %) nicht empfohlen.	III	A
Symptome		
Intravenöse Opioide sollten zur Schmerzlinderung erwogen werden.	IIa	C
Bei sehr ängstlichen Patienten sollte ein leichtes Beruhigungsmittel erwogen werden.	IIa	C
Intravenöse Betablocker		
Intravenöse Betablocker (vorzugsweise Metoprolol) sollten zum Zeitpunkt der Vorstellung bei Patienten erwogen werden, die sich einer pPCI unterziehen und keine Anzeichen einer akuten Herzinsuffizienz, einen SBP > 120 mmHg und keine anderen Kontraindikationen aufweisen.	IIa	A
Logistik der prähospitalen Versorgung		
Es wird empfohlen, dass die prähospitale Behandlung von Patienten mit der Arbeitsdiagnose STEMI auf regionalen Netzwerken basiert, die darauf ausgelegt sind, Reperfusionstherapien schnell und effektiv durchzuführen, wobei Anstrengungen unternommen werden sollten, um eine pPCI für so viele Patienten wie möglich verfügbar zu machen.	I	B

Empfehlungen für die Erstversorgung von Patienten mit akutem Koronarsyndrom (Fortsetzung)		
Empfehlungen	**Klasse**	**Evidenzgrad**
Logistik der prähospitalen Versorgung (Fortsetzung)		
Es wird empfohlen, dass pPCI-fähige Zentren einen 24/7-Service anbieten und in der Lage sind, eine pPCI ohne Verzögerung durchzuführen.	I	B
Es wird empfohlen, dass Patienten, die zur pPCI verlegt werden, die Notaufnahme und die Intensivstation umgehen und direkt in das Herzkatheterlabor übernommen werden.	I	B
Es wird empfohlen, dass der Rettungsdienst Patienten mit Verdacht auf einen STEMI in ein PCI-fähiges Zentrum verlegt und nicht in ein Zentrum, das keine PCI anbietet.	I	C
Es wird empfohlen, dass Rettungsdienstteams geschult und ausgerüstet werden, um EKG-Veränderungen zu erkennen, die auf einen akuten Koronarverschluss hindeuten, und um eine Erstbehandlung, einschließlich Defibrillation und gegebenenfalls Fibrinolyse, durchzuführen.	I	C
Es wird empfohlen, dass alle Krankenhäuser und Rettungsdienste, die an der Versorgung von Patienten mit Verdacht auf einen STEMI beteiligt sind, die Verzögerungszeiten aufzeichnen und prüfen sowie zusammenarbeiten, um Qualitätsziele zu erreichen und aufrechtzuerhalten.	I	C

EKG = Elektrokardiogramm; pPCI = primäre perkutane Koronarintervention; SaO_2 = arterielle Sauerstoffsättigung; SBP = systolischer Blutdruck; STEMI = ST-Strecken-Hebungsinfarkt.

4. Behandlung von Patienten mit akutem Koronarsyndrom in der Akutphase

4.1 Auswahl der invasiven Strategie und der Reperfusionstherapie

Die invasiven Strategien für Patienten mit ACS sind in Abbildung 7, Abbildung 8 und in der Empfehlungstabelle zusammengefasst.

Abbildung 7: Präsentationsformen und Pfade zur invasiven Behandlung und Myokardrevaskularisation bei Patienten mit STEMI.

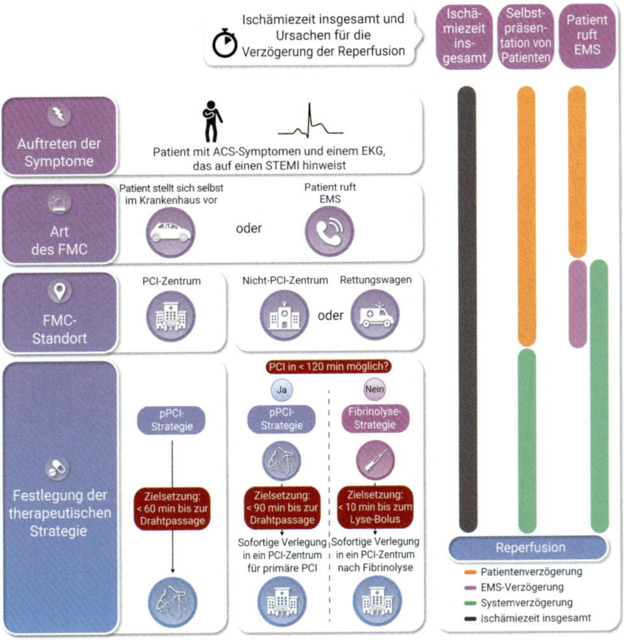

ACS = akutes Koronarsyndrom; EKG = Elektrokardiogramm; EMS = Rettungsdienst; FMC = medizinischer Erstkontakt; PCI = perkutane Koronarintervention; pPCI = primäre perkutane Koronarintervention; STEMI = ST-Strecken-Hebungsinfarkt.

Abbildung 8: Auswahl der invasiven Strategie und der Reperfusionstherapie bei Patienten mit NSTE-ACS.

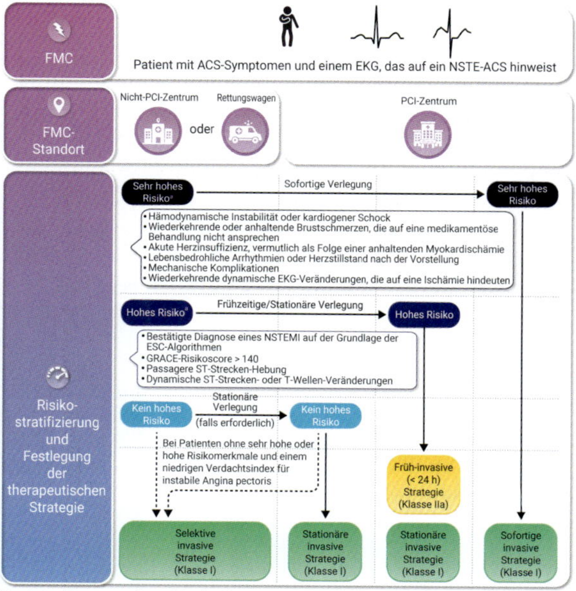

ACS = akutes Koronarsyndrom; CS = kardiogener Schock; EKG = Elektrokardiogramm; FMC = erster medizinischer Kontakt; GRACE = Global Registry of Acute Coronary Events; hs-cTn = hochsensitives kardiales Troponin; IAP = instabile Angina pectoris; MI = Myokardinfarkt; NSTE-ACS = akutes Koronarsyndrom ohne ST-Strecken-Hebung; NSTEMI = Nicht-ST-Hebungsinfarkt; PCI = perkutane Koronarintervention.

[a] Risikokriterien: Patienten, die eines der „sehr hohen Risikokriterien" für ein NSTE-ACS erfüllen, sollten sich einer sofortigen invasiven Strategie unterziehen. Zu diesen sehr hohen Risikokriterien gehören hämodynamische Instabilität oder CS, wiederkehrende oder refraktäre Brustschmerzen trotz medikamentöser Behandlung, lebensbedrohliche Arrhythmien, mechanische Komplikationen eines MI, HF in eindeutigem Zusammenhang mit ACS und wiederkehrende dynamische ST-Segment- oder T-Wellen-Veränderungen, insbesondere mit intermittierender ST-Segment-Hebung. Bei Patienten mit NSTE-ACS, die eines der Hochrisikokriterien erfüllen (bestätigter NSTEMI gemäß dem hs-cTn-basierten ESC-Algorithmus, NSTE-ACS mit GRACE-Score > 140, dynamischen ST-Segment- oder T-Wellen-Veränderungen oder passagerer ST-Segment-Hebung), sollte eine frühzeitige invasive Angiographie (d. h. innerhalb von 24 Stunden) erwogen und eine stationäre invasive Strategie verfolgt werden. Eine invasive Strategie während der Krankenhausaufnahme wird bei NSTE-ACS-Patienten mit Hochrisikokriterien oder mit einem hohen Verdachtsindex für IAP empfohlen. Bei ausgewählten Patienten kann auch eine selektive invasive Strategie eine Option sein.

4.2 Fibrinolyse und pharmako-invasive Strategie bei Patienten mit STEMI

Die Fibrinolyse ist eine wichtige Reperfusionsstrategie für STEMI-Patienten, die innerhalb von 12 Stunden nach Symptombeginn eintreffen, wenn eine primäre perkutane Koronarintervention nicht rechtzeitig durchgeführt werden kann. Eine erfolgreiche Reperfusion geht in der Regel mit einer deutlichen Verbesserung der ischämischen Symptome, einer ≥ 50 %igen Resolution der ST-Strecken-Hebungen und hämodynamischer Stabilität einher.

Empfehlungen für die Reperfusionstherapie und den Zeitpunkt der invasiven Strategie		
Empfehlungen	**Klasse**	**Evidenzgrad**
Empfehlungen für die Reperfusionstherapie bei Patienten mit STEMI		
Eine Reperfusionstherapie wird bei allen Patienten mit der Arbeitsdiagnose STEMI (persistierende ST-Strecken-Hebung oder Äquivalente) und Ischämiesymptomen von ≤ 12 Stunden Dauer empfohlen.	I	A
Eine pPCI-Strategie wird gegenüber der Fibrinolyse bevorzugt empfohlen, wenn die voraussichtliche Zeit von der Diagnose bis zur PCI < 120 Minuten beträgt.	I	A
Wenn bei Patienten mit der Arbeitsdiagnose STEMI keine rechtzeitige pPCI (< 120 min) durchgeführt werden kann, wird bei Patienten ohne Kontraindikationen eine fibrinolytische Therapie innerhalb von 12 Stunden nach Symptombeginn empfohlen.	I	A
Eine Notfall-PCI wird empfohlen bei fehlgeschlagener Fibrinolyse (d. h. ST-Strecken-Besserung von < 50 % innerhalb von 60–90 Minuten nach Verabreichung des Fibrinolytikums) oder bei hämodynamischer oder elektrischer Instabilität, Verschlechterung der Ischämie oder anhaltenden Brustschmerzen.	I	A
Bei Patienten mit der Arbeitsdiagnose eines STEMI und einer Dauer seit Symptombeginn von > 12 Stunden wird eine pPCI-Strategie empfohlen, wenn anhaltende Symptome vorliegen, die auf eine Ischämie, hämodynamische Instabilität oder lebensbedrohliche Arrhythmien hindeuten.	I	C

Empfehlungen für die Reperfusionstherapie und den Zeitpunkt der invasiven Strategie (Fortsetzung)		
Empfehlungen	**Klasse**	**Evidenzgrad**
Empfehlungen für die Reperfusionstherapie bei Patienten mit STEMI (Fortsetzung)		
Eine routinemäßige pPCI-Strategie sollte bei STEMI-Patienten erwogen werden, die erst spät (12–48 h) nach Auftreten der Symptome vorstellig werden.	IIa	B
Eine routinemäßige PCI einer verschlossenen IRA wird bei STEMI-Patienten, die sich > 48 Stunden nach Symptombeginn und ohne persistierende Symptome vorstellen, nicht empfohlen.	III	A
Verlegung/Interventionen nach Fibrinolyse		
Die Verlegung in ein PCI-fähiges Zentrum wird für alle Patienten unmittelbar nach der Fibrinolyse empfohlen.	I	A
Bei Patienten mit neu auftretender oder persistierender Herzinsuffizienz/Schock nach Fibrinolyse wird eine Notfallangiographie und PCI der IRA empfohlen, sofern dies angezeigt ist.	I	A
Eine Angiographie und PCI der IRA wird, falls angezeigt, zwischen 2 und 24 Stunden nach erfolgreicher Fibrinolyse empfohlen.	I	A
Invasive Strategie bei NSTE-ACS		
Bei NSTE-ACS-Patienten mit Hochrisikokriterien oder einer hohen Wahrscheinlichkeit für das Vorliegen einer instabilen Angina pectoris wird eine invasive Strategie während des Krankenhausaufenthaltes empfohlen.	I	A
Ein selektives invasives Vorgehen wird bei Patienten ohne NSTE-ACS-Kriterien für ein sehr hohes oder hohes Risiko und mit einem niedrigen Verdachtsindex für NSTE-ACS empfohlen.	I	A

Empfehlungen für die Reperfusionstherapie und den Zeitpunkt der invasiven Strategie (Fortsetzung)		
Empfehlungen	**Klasse**	**Evidenzgrad**
Invasive Strategie bei NSTE-ACS (Fortsetzung)		
Eine sofortige invasive Strategie wird bei Patienten mit einer Arbeitsdiagnose von NSTE-ACS und mindestens einem der folgenden sehr hohen Risikokriterien empfohlen: › Hämodynamische Instabilität oder kardiogener Schock › Wiederkehrende oder refraktäre Brustschmerzen trotz medikamentöser Behandlung › Lebensbedrohliche Arrhythmien im Krankenhaus › Mechanische Komplikationen bei MI › Akute Herzinsuffizienz, vermutlich als Folge einer anhaltenden Myokardischämie › Wiederkehrende dynamische ST-Strecken- oder T-Wellen-Veränderungen, insbesondere intermittierende ST-Strecken-Hebung.	I	C
Eine frühzeitige invasive Strategie innerhalb von 24 Stunden sollte bei Patienten mit mindestens einem der folgenden Hochrisikokriterien erwogen werden: › Bestätigte Diagnose eines NSTEMI auf der Grundlage der derzeit von der ESC empfohlenen hs-cTn-Algorithmen › Dynamische ST-Strecken- oder T-Wellen-Veränderungen › Vorübergehende ST-Strecken-Hebung › GRACE-Risiko-Score > 140.	IIa	A

ACS = akutes Koronarsyndrom; EKG = Elektrokardiogramm; ESC = European Society of Cardiology; GRACE = Global Registry of Acute Coronary Events; hs-cTn = hochsensitives kardiales Troponin; IRA = Infarkt-bezogene Arterie; MI = Myokardinfarkt; NSTE-ACS = akutes Koronarsyndrom ohne ST-Strecken-Hebung; NSTEMI = Nicht-ST-Strecken-Hebungsinfarkt; pPCI = primäre perkutane Koronarintervention; STEMI = ST-Strecken-Hebungsinfarkt.

5. Antithrombotische Therapie

Die empfohlenen gerinnungshemmenden und thrombozytenaggregationshemmenden Medikamente und ihre Dosierung (für die Anwendung während und nach ACS) sind in Tabelle 3 zusammengefasst.

Tabelle 3: Dosierungsschema für Thrombozytenaggregationshemmer und Antikoagulanzien bei Patienten mit akutem Koronarsyndrom	
I. Thrombozytenaggregationshemmer	
ASS	LD von 150–300 mg oral oder 75–250 mg i.v., wenn eine orale Einnahme nicht möglich ist, gefolgt von einer oralen MD von 75–100 mg 1x tägl.; keine spezifische Dosisanpassung bei CKD-Patienten.
$P2Y_{12}$-Rezeptorantagonisten (oral oder i.v.)	
Clopidogrel	LD von 300–600 mg oral, gefolgt von einer MD von 75 mg pro Tag; keine spezifische Dosisanpassung bei CKD-Patienten. Fibrinolyse: zum Zeitpunkt der Fibrinolyse eine Anfangsdosis von 300 mg (75 mg bei Patienten, die älter als 75 Jahre alt sind).
Prasugrel	LD von 60 mg oral, gefolgt von einer MD von 10 mg 1x tägl. Bei Patienten mit einem Körpergewicht < 60 kg wird eine MD von 5 mg 1x tägl. empfohlen. Bei Patienten im Alter von ≥ 75 Jahren sollte Prasugrel mit Vorsicht angewendet werden, aber eine MD von 5 mg 1x tägl. sollte verwendet werden, wenn eine Behandlung als notwendig erachtet wird. Keine spezifische Dosisanpassung bei CKD-Patienten. Ein früherer Schlaganfall ist eine Kontraindikation für Prasugrel.
Ticagrelor	LD von 180 mg oral, gefolgt von einer MD von 90 mg 2x tägl.; keine spezifische Dosisanpassung bei CKD-Patienten.
Cangrelor	Bolus von 30 µg/kg i.v., gefolgt von einer Infusion von 4 µg/kg/min für mindestens 2 Stunden oder die Dauer des Eingriffs (je nachdem, welcher Zeitraum länger ist). Bei der Umstellung von Cangrelor auf ein Thienopyridin sollte das Thienopyridin unmittelbar nach dem Absetzen von Cangrelor mit einer LD (Clopidogrel 600 mg oder Prasugrel 60 mg) verabreicht werden; um eine potenzielle Arzneimittelinteraktion zu vermeiden, kann Prasugrel auch 30 Minuten vor dem Stoppen der Cangrelor-Infusion verabreicht werden. Ticagrelor (LD 180 mg) sollte zum Zeitpunkt der PCI verabreicht werden, um die mögliche Lücke in der Thrombozytenhemmung während der Übergangsphase zu minimieren.

Tabelle 3: Dosierungsschema für Thrombozytenaggregationshemmer und Antikoagulanzien bei Patienten mit akutem Koronarsyndrom (Fortsetzung)	
GP IIb/IIIa-Rezeptorantagonisten (i.v.)	
Eptifibatid	Doppelter Bolus von 180 µg/kg i.v. (im Abstand von 10 Minuten verabreicht), gefolgt von einer Infusion von 2,0 µg/kg/min für bis zu 18 Stunden. Bei CrCl 30–50 ml/min: erste LD, 180 µg/kg i.v. Bolus (max. 22,6 mg); Erhaltungsinfusion, 1 µg/kg/min (max. 7,5 mg/h). Die zweite LD (falls PCI), 180 µg/kg i.v. Bolus (max. 22,6 mg) sollte 10 Minuten nach dem ersten Bolus verabreicht werden. Kontraindiziert bei Patienten mit Nierenerkrankungen im Endstadium und mit vorheriger ICB, ischämischem Schlaganfall innerhalb von 30 Tagen, Fibrinolyse oder Thrombozytenzahl < 100 000/mm^3.
Tirofiban	Bolus von 25 µg/kg i.v. über 3 Minuten, gefolgt von einer Infusion von 0,15 µg/kg/min für bis zu 18 Stunden. Bei CrCl ≤ 60 ml/min: LD, 25 µg/kg i.v. über 5 Minuten, gefolgt von einer Erhaltungsinfusion von 0,075 µg/kg/min, die bis zu 18 Stunden fortgesetzt wird. Kontraindiziert bei Patienten mit vorheriger ICB, ischämischem Schlaganfall innerhalb von 30 Tagen, Fibrinolyse oder Thrombozytenzahl < 100 000/mm^3.
II. Antikoagulanzien	
UFH	Erstbehandlung: i.v. Bolus 70–100 U/kg, gefolgt von einer i.v. Infusion, die so titriert wird, dass eine aPTT von 60–80 s erreicht wird. Während der PCI: 70–100 U/kg i.v. als Bolus oder gemäß ACT im Falle einer UFH-Vorbehandlung.
Enoxaparin	Erstbehandlung: Zur Behandlung eines ACS 1 mg/kg 2x tägl. subkutan für mindestens 2 Tage und fortgesetzt bis zur klinischen Stabilisierung. Bei Patienten, deren CrCl-Wert unter 30 ml pro Minute liegt (nach der Cockcroft-Gault-Gleichung), sollte die Enoxaparin-Dosis auf 1 mg/kg pro Tag reduziert werden. Während der PCI: Wenn die letzte Enoxaparin-Dosis weniger als 8 Stunden vor der Balloninflation verabreicht wurde, ist keine zusätzliche Dosierung erforderlich. Wenn die letzte s.c.-Gabe mehr als 8 Stunden vor der Balloninflation erfolgte, sollte ein i.v. Bolus von 0,3 mg/kg Enoxaparin-Natrium verabreicht werden.

Tabelle 3: Dosierungsschema für Thrombozytenaggregationshemmer und Antikoagulanzien bei Patienten mit akutem Koronarsyndrom (Fortsetzung)	
II. Antikoagulanzien (Fortsetzung)	
Bivalirudin	Während pPCI: 0,75 mg/kg als i.v. Bolus, gefolgt von einer i.v. Infusion von 1,75 mg/kg/h über 4 Stunden nach dem Eingriff. Bei Patienten, deren CrCl unter 30 ml/min liegt (nach der Cockcroft-Gault-Gleichung), sollte die Erhaltungsinfusion auf 1 mg/kg/h reduziert werden.
Fondaparinux	Erstbehandlung: 2,5 mg/Tag subkutan. Während PCI: Ein einmaliger Bolus von UFH wird empfohlen. Vermeiden, wenn CrCl < 20 ml/min.

ACS = akutes Koronarsyndrom; ACT = aktivierte Gerinnungszeit; aPTT = aktivierte partielle Thromboplastinzeit; ASS = Acetylsalicylsäure; CKD = chronische Nierenerkrankung; CrCl = Kreatinin-Clearance; ICB = intrakranielle Blutung; i.v. = intravenös; LD = Aufsättigungsdosis; MD = Erhaltungsdosis; pPCI = primäre perkutane Koronarintervention; s.c.= subkutan; UFH = unfraktioniertes Heparin.

5.1 Antithrombozytäre Therapie in der Akutphase

Die empfohlenen antithrombotischen Standardtherapieoptionen für ACS-Patienten ohne eine Indikation zur oralen Antikoagulation sind in Abbildung 9 dargestellt.

Abbildung 9: Empfohlene antithrombotische Standardtherapieschemata bei Patienten mit akutem Koronarsyndrom ohne Indikation für eine orale Antikoagulation.

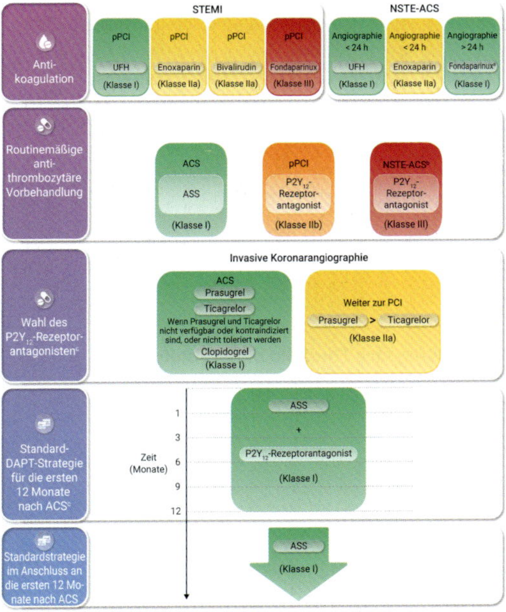

ACS = akutes Koronarsyndrom; ASS = Acetylsalicylsäure; DAPT = duale antithrombozytäre Therapie; HBR = hohes Blutungsrisiko; NSTE-ACS = akutes Koronarsyndrom ohne ST-Strecken-Hebung; PCI = perkutane Koronarintervention; pPCI = primäre perkutane Koronarintervention; UFH = unfraktioniertes Heparin.

[a] Für NSTE-ACS-Patienten wird Fondaparinux (plus ein einmaliger Bolus von UFH zum Zeitpunkt der PCI) gegenüber Enoxaparin empfohlen, wenn eine medikamentöse Behandlung oder logistische Zwänge für die Verlegung des NSTE-ACS-Patienten zur PCI innerhalb von 24 Stunden nach Auftreten der Symptome vorliegen. [b] Routinemäßige Vorbehandlung mit einem $P2Y_{12}$-Rezeptorantagonisten wird bei NSTE-ACS-Patienten, bei denen die Koronaranatomie nicht bekannt ist und eine frühzeitige invasive Behandlung (< 24 h) geplant ist, nicht empfohlen. Eine Vorbehandlung mit einem $P2Y_{12}$-Rezeptorantagonisten kann aber bei NSTE-ACS-Patienten erwogen werden, bei denen eine frühzeitige invasive Strategie (< 24 h) nicht zu erwarten ist und die kein HBR haben. [c] Clopidogrel wird für eine 12-monatige DAPT empfohlen, wenn Prasugrel und Ticagrelor nicht zur Verfügung stehen, nicht vertragen werden oder kontraindiziert sind, und es kann bei älteren ACS-Patienten (typischerweise definiert als über 70–80 Jahre alt) erwogen werden.

Die Alternativen zur antithrombozytären Standardstrategie sind in **Abbildung 10** zusammengefasst.

Diese Strategien zielen darauf ab, Blutungsereignisse zu reduzieren, indem entweder die Dauer der DAPT verkürzt oder von einer DAPT basierend auf potenten $P2Y_{12}$-Rezeptorantagonisten auf eine DAPT basierend auf Clopidogrel umgestellt wird.

Abbildung 10: Alternative antithrombozytäre Strategien zur Verringerung des Blutungsrisikos in den ersten 12 Monaten nach einem ACS.

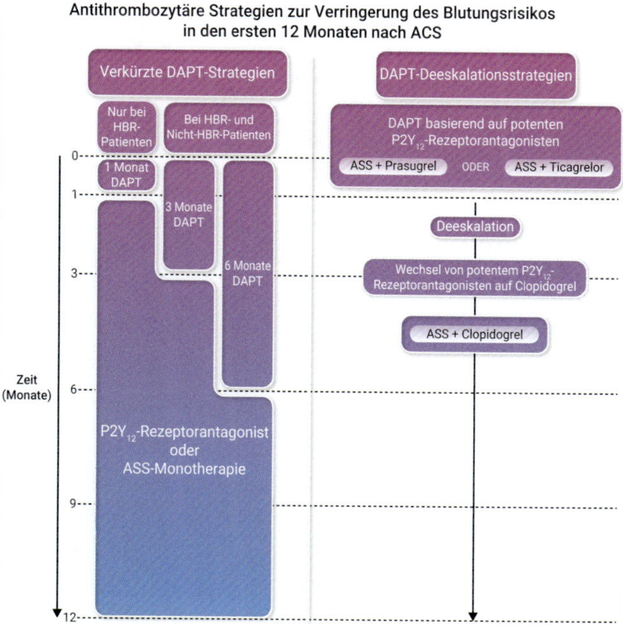

ACS = akutes Koronarsyndrom; ASS = Acetylsalicylsäure; DAPT = duale antithrombozytäre Therapie; HBR = hohes Blutungsrisiko.

Empfehlungen für die Behandlung mit Thrombozytenaggregationshemmern und Antikoagulanzien beim akuten Koronarsyndrom		
Empfehlungen	**Klasse**	**Evidenzgrad**
Thrombozytenaggregationshemmer		
ASS wird für alle Patienten ohne Kontraindikation in einer anfänglichen oralen LD von 150–300 mg (oder 75–250 mg i.v.) und einer MD von 75–100 mg 1x tägl. für die Langzeitbehandlung empfohlen.	I	A
Bei allen ACS-Patienten wird zusätzlich zu ASS ein $P2Y_{12}$-Rezeptorantagonist empfohlen, der zuerst als orale LD verabreicht wird, gefolgt von einer MD für 12 Monate; es sei denn, es liegt ein HBR vor.	I	A
Ein Protonenpumpenhemmer in Kombination mit DAPT wird bei Patienten mit hohem Risiko für gastrointestinale Blutungen empfohlen.	I	A
Prasugrel wird bei $P2Y_{12}$-Rezeptorantagonist-naiven Patienten, die sich einer PCI unterziehen, empfohlen (60 mg LD, 10 mg 1x tägl. MD; 5 mg 1x tägl. MD für Patienten im Alter von ≥ 75 Jahren oder mit einem Körpergewicht < 60 kg).	I	B
Ticagrelor wird unabhängig von der Behandlungsstrategie (invasiv oder konservativ) empfohlen (180 mg LD, 90 mg 2x tägl. MD).	I	B
Clopidogrel (300–600 mg LD, 75 mg 1x tägl. MD) wird empfohlen, wenn Prasugrel oder Ticagrelor nicht verfügbar sind, nicht vertragen werden oder kontraindiziert sind.	I	C
Wenn Patienten mit einem ACS die DAPT unterbrechen, um sich einer CABG zu unterziehen, wird empfohlen, die DAPT nach der Operation wieder aufzunehmen, und zwar für mindestens 12 Monate.	I	C
Prasugrel sollte bei ACS-Patienten, die sich einer PCI unterziehen, gegenüber Ticagrelor bevorzugt werden.	IIa	B

Empfehlungen für die Behandlung mit Thrombozytenaggregationshemmern und Antikoagulanzien beim akuten Koronarsyndrom (Fortsetzung)		
Empfehlungen	**Klasse**	**Evidenzgrad**
Thrombozytenaggregationshemmer (Fortsetzung)		
GP IIb/IIIa-Rezeptorantagonisten sollten erwogen werden, wenn während der PCI ein No-Reflow oder eine thrombotische Komplikation festgestellt wird.	**IIa**	**C**
Bei $P2Y_{12}$-Rezeptorantagonist-naiven Patienten, die sich einer PCI unterziehen, kann Cangrelor erwogen werden.	**IIb**	**A**
Bei älteren ACS-Patienten, insbesondere bei HBR, kann Clopidogrel als $P2Y_{12}$-Rezeptorantagonist erwogen werden.	**IIb**	**B**
Bei Patienten, die sich einer primären PCI-Strategie unterziehen, kann eine Vorbehandlung mit einem $P2Y_{12}$-Rezeptorantagonisten erwogen werden.	**IIb**	**B**
Eine Vorbehandlung mit einem $P2Y_{12}$-Rezeptorantagonisten kann bei NSTE-ACS-Patienten erwogen werden, bei denen keine frühe invasive Strategie (< 24 h) zu erwarten ist und die kein HBR haben.	**IIb**	**C**
Eine Vorbehandlung mit einem GP IIb/IIIa-Rezeptorantagonisten wird nicht empfohlen.	**III**	**A**
Eine routinemäßige Vorbehandlung mit einem $P2Y_{12}$-Rezeptorantagonisten wird bei NSTE-ACS-Patienten, bei denen die Koronaranatomie nicht bekannt ist und eine frühe invasive Behandlung (< 24 h) geplant ist, nicht empfohlen.	**III**	**A**
Gerinnungshemmende Therapie		
Eine parenterale Antikoagulation wird für alle Patienten mit einem ACS zum Zeitpunkt der Diagnose empfohlen.	**I**	**A**
Die routinemäßige Verwendung eines UFH-Bolus (gewichtsangepasster i.v. Bolus von 70–100 IE/kg während der PCI) wird bei Patienten, die sich einer PCI unterziehen, empfohlen.	**I**	**C**

Empfehlungen für die Behandlung mit Thrombozytenaggregationshemmern und Antikoagulanzien beim akuten Koronarsyndrom (Fortsetzung)		
Empfehlungen	**Klasse**	**Evidenzgrad**
Gerinnungshemmende Therapie (Fortsetzung)		
Intravenöses Enoxaparin zum Zeitpunkt der PCI sollte bei Patienten, die mit subkutanem Enoxaparin vorbehandelt sind, erwogen werden.	**IIa**	**B**
Das Absetzen der parenteralen Antikoagulation sollte unmittelbar nach einem invasiven Eingriff erwogen werden.	**IIa**	**C**
Patienten mit STEMI		
Enoxaparin sollte bei Patienten mit STEMI, die sich einer pPCI unterziehen, als Alternative zu UFH erwogen werden.	**IIa**	**A**
Bivalirudin mit einer Volldosis-Infusion nach PCI sollte als Alternative zu UFH bei Patienten mit STEMI, die sich einer pPCI unterziehen, erwogen werden.	**IIa**	**A**
Fondaparinux wird bei Patienten mit STEMI, die sich einer pPCI unterziehen, nicht empfohlen.	**III**	**B**
Patienten mit NSTE-ACS		
Für Patienten mit NSTE-ACS, bei denen eine frühe invasive Angiographie (d. h. innerhalb von 24 Stunden) nicht zu erwarten ist, wird Fondaparinux empfohlen.	**I**	**B**
Bei Patienten mit NSTE-ACS, bei denen eine frühe invasive Angiographie (d. h. innerhalb von 24 Stunden) zu erwarten ist, sollte Enoxaparin als Alternative zu UFH erwogen werden.	**IIa**	**B**

Empfehlungen für die Behandlung mit Thrombozytenaggregationshemmern und Antikoagulanzien beim akuten Koronarsyndrom (Fortsetzung)		
Empfehlungen	**Klasse**	**Evidenzgrad**
Kombination von Thrombozytenaggregationshemmern und OAK		
Als Standardstrategie für Patienten mit Vorhofflimmern und einem CHA_2DS_2-VASc-Score ≥ 1 bei Männern und ≥ 2 bei Frauen wird nach einer bis zu einwöchigen antithrombotischen Dreifachtherapie nach dem ACS-Ereignis eine duale antithrombotische Therapie mit einem NOAK in der empfohlenen Dosis zur Schlaganfallprävention und einem einzelnen oralen Thrombozytenaggregationshemmer (vorzugsweise Clopidogrel) für bis zu 12 Monate empfohlen.	I	A
Während der PCI wird ein UFH-Bolus unter den folgenden Umständen empfohlen: › wenn der Patient ein NOAK einnimmt › wenn bei Patienten, die mit VKA behandelt werden, der INR-Wert < 2,5 ist.	I	C
Bei Patienten mit einer Indikation für OAK mit VKA in Kombination mit ASS und/oder Clopidogrel sollte eine sorgfältige Steuerung der Dosisintensität von VKA mit einer Ziel-INR von 2,0–2,5 und einer Zeit im therapeutischen Bereich von > 70 % erwogen werden.	IIa	B
Wird Rivaroxaban verwendet und überwiegen die Bedenken wegen eines HBR gegenüber einem ischämischen Schlaganfall, sollte Rivaroxaban 15 mg 1x tägl. für die Dauer der begleitenden SAPT oder DAPT gegenüber Rivaroxaban 20 mg 1x tägl. bevorzugt werden.	IIa	B
Bei Patienten mit einem HBR sollte Dabigatran 110 mg 2x tägl. für die Dauer der begleitenden SAPT oder DAPT gegenüber Dabigatran 150 mg 2x tägl. bevorzugt werden, um das Blutungsrisiko zu mindern.	IIa	B

Empfehlungen für die Behandlung mit Thrombozytenaggregationshemmern und Antikoagulanzien beim akuten Koronarsyndrom (Fortsetzung)		
Empfehlungen	**Klasse**	**Evidenzgrad**
Kombination von Thrombozytenaggregationshemmern und OAK (Fortsetzung)		
Bei Patienten, die eine Antikoagulation benötigen und medikamentös behandelt werden, sollte ein einzelner Thrombozytenaggregationshemmer zusätzlich zu einer OAK für bis zu einem Jahr erwogen werden.	**IIa**	**B**
Bei Patienten, die mit einem OAK behandelt werden, sollte ASS plus Clopidogrel für länger als eine Woche und bis zu einem Monat erwogen werden, wenn ein hohes ischämisches Risiko besteht oder andere anatomische/prozedurale Merkmale vorliegen, die das Blutungsrisiko überwiegen.	**IIa**	**C**
Bei Patienten, die eine OAK benötigen, kann das Absetzen der antithrombozytären Therapie nach 6 Monaten bei gleichzeitiger Fortsetzung der OAK erwogen werden.	**IIb**	**B**
Die Verwendung von Ticagrelor oder Prasugrel als Teil einer antithrombotischen Dreifachtherapie wird nicht empfohlen.	**III**	**C**

ACS = akutes Koronarsyndrom; ASS = Acetylsalicylsäure; CHA_2DS_2-VASc = Herzinsuffizienz, Hypertonie, Alter ≥ 75 Jahre, Diabetes, Schlaganfall, vaskuläre Erkrankung, Alter 65–74 Jahre, weibliches Geschlecht; DAPT = duale antithrombozytäre Therapie; GP = Glykoprotein; HBR = hohes Blutungsrisiko; INR = internationale normalisierte Ratio; i.v. = intravenös; LD = Aufsättigungsdosis; MD = Erhaltungsdosis; NOAK = nicht-Vitamin-K-abhängige orale Antikoagulanzien; NSTE-ACS = akutes Koronarsyndrom ohne ST-Strecken-Hebung; OAK = orale Antikoagulation/Antikoagulans; pPCI = primäre perkutane Koronarintervention; SAPT = antithrombozytäre Monotherapie; STEMI = ST-Strecken-Hebungsinfarkt; UFH = unfraktioniertes Heparin; VKA = Vitamin-K-Antagonist.

Empfehlungen für alternative antithrombotische Therapieschemata		
Empfehlungen	**Klasse**	**Evidenzgrad**
Verkürzung/Deeskalation der antithrombotischen Therapie		
Bei Patienten, die nach 3–6 Monaten DAPT ereignisfrei sind und bei denen kein hohes Ischämierisiko besteht, sollte eine antithrombozytäre Monotherapie (vorzugsweise mit einem $P2Y_{12}$-Rezeptorantagonisten) erwogen werden.	IIa	A
Eine Deeskalation der Behandlung mit $P2Y_{12}$-Rezeptorantagonisten (z. B. mit einem Wechsel von Prasugrel/Ticagrelor zu Clopidogrel) kann als alternative DAPT-Strategie zur Verringerung des Blutungsrisikos erwogen werden.	IIb	A
Bei HBR-Patienten kann eine ASS- oder $P2Y_{12}$-Rezeptorantagonist-Monotherapie nach einem Monat DAPT erwogen werden.	IIb	B
Eine Deeskalation der antithrombozytären Therapie innerhalb der ersten 30 Tagen nach einem ACS-Ereignis wird nicht empfohlen.	III	B
Verlängerung der antithrombotischen Therapie		
Es wird empfohlen, die antithrombozytäre Therapie bei Patienten, die mit einem OAK behandelt werden, nach 12 Monaten abzusetzen.	I	B
Das Hinzufügen einer zweiten antithrombotischen Substanz zusätzlich zu ASS zur erweiterten langfristigen Sekundärprävention sollte bei Patienten mit hohem Ischämierisiko und ohne HBR erwogen werden.	IIa	A
Das Hinzufügen einer zweiten antithrombotischen Substanz zusätzlich zu ASS zur erweiterten langfristigen Sekundärprävention kann bei Patienten mit mäßigem Ischämierisiko und ohne HBR erwogen werden.	IIb	A

Empfehlungen für alternative antithrombotische Therapieschemata (Fortsetzung)		
Empfehlungen	**Klasse**	**Evidenzgrad**
Verlängerung der antithrombotischen Therapie (Fortsetzung)		
Eine Monotherapie mit $P2Y_{12}$-Rezeptorantagonisten kann als Alternative zur ASS-Monotherapie für die Langzeitbehandlung erwogen werden.	**IIb**	**A**

ACS = akutes Koronarsyndrom; ASS = Acetylsalicylsäure; DAPT = duale antithrombozytäre Therapie; HBR = hohes Blutungsrisiko; OAK = orales Antikoagulans.

5.2 Antithrombozytäre Therapie bei Patienten, die eine orale Antikoagulation benötigen

Die empfohlenen antithrombotischen Strategien für Patienten mit ACS und einer Indikation für eine orale Antikoagulation sind in Abbildung 11 und in der Empfehlungstabelle zusammengefasst.

Abbildung 11: Antithrombotische Therapieschemata bei Patienten mit akutem Koronarsyndrom und einer Indikation für orale Antikoagulation.

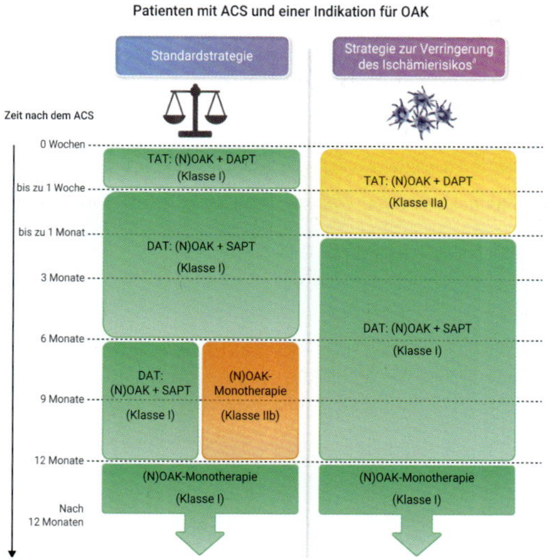

ACS = akutes Koronarsyndrom; ARC-HBR = Academic Research Consortium – High Bleeding Risk; DAPT = duale antithrombozytäre Therapie; DAT = duale antithrombotische Therapie; NOAK = nicht-Vitamin-K-abhängige orale Antikoagulanzien; OAK = orale Antikoagulation/Antikoagulans; SAPT = antithrombozytäre Monotherapie; TAT = antithrombotische Triple-Therapie; VKA = Vitamin-K-Antagonist.

OAK: Vorzug eines NOAK gegenüber VKA für die Standardstrategie und in allen anderen Szenarien, wenn keine Kontraindikationen vorliegen. Sowohl für die TAT- als auch für die DAT-Therapie gelten die folgenden Dosierungsempfehlungen für NOAK:
- Apixaban 5 mg 2x tägl.
- Dabigatran 110 mg oder 150 mg 2x tägl.
- Edoxaban 60 mg 1x tägl.
- Rivaroxaban 15 mg oder 20 mg 1x tägl.

Eine Reduzierung der NOAK-Dosis wird bei Patienten empfohlen, die bestimmte Kriterien der einzelnen NOAK erfüllen (einschließlich Nierenfunktion, Körpergewicht, Begleitmedikation und Alter). SAPT: Bevorzugung eines $P2Y_{12}$-Rezeptorantagonisten (normalerweise Clopidogrel) gegenüber ASS. Details zu den ARC-HBR-Kriterien finden sich im Abschnitt Bewertung des Blutungsrisikos im Supplement (Abschnitt 8.2.2.3) der Leitlinien-Langfassung, die unter www.escardio.org/guidelines verfügbar ist. Darüber hinaus werden Patienten mit einem PRECISE-DAPT-Score von ≥ 25 als Patienten mit hohem Blutungsrisiko betrachtet.

[a] Siehe Supplement (Tabelle S9) der veröffentlichten Leitlinien-Langfassung für Beispiele von Hochrisikomerkmalen für stentbedingte wiederkehrende Ereignisse.

5.3 Antithrombotische Therapie als Ergänzung zur Fibrinolyse

Empfehlungen zur antithrombotischen Therapie als Ergänzung zur Fibrinolyse sind in der Empfehlungstabelle aufgeführt.

Empfehlungen für die fibrinolytische Therapie		
Empfehlungen	**Klasse**	**Evidenzgrad**
Fibrinolytische Therapie		
Wenn die Fibrinolyse die Reperfusionsstrategie ist, wird empfohlen, diese Behandlung so schnell wie möglich nach der Diagnose in der prähospitalen Umgebung einzuleiten (Ziel: < 10 Minuten bis zum Lyse-Bolus).	I	A
Ein fibrinspezifischer Wirkstoff (d. h. Tenecteplase, Alteplase oder Reteplase) wird empfohlen.	I	B
Bei Patienten, die älter als 75 Jahre sind, sollte die halbe Dosierung von Tenecteplase erwogen werden.	IIa	B
Thrombozytenaggregationshemmende Begleittherapie mit Fibrinolyse		
ASS und Clopidogrel werden empfohlen.	I	A
Gerinnungshemmende Begleittherapie mit Fibrinolyse		
Eine Antikoagulation wird bei Patienten, die mit Fibrinolyse behandelt werden, bis zur Revaskularisation (falls durchgeführt) oder für die Dauer des Krankenhausaufenthalts (bis zu 8 Tage) empfohlen.	I	A
Enoxaparin i.v. gefolgt von s.c. wird als bevorzugtes Antikoagulans empfohlen.	I	A
Wenn Enoxaparin nicht verfügbar ist, wird UFH als gewichtsangepasster i.v. Bolus mit anschließender Infusion empfohlen.	I	B
Bei Patienten, die mit Streptokinase behandelt werden, sollte ein i.v. Bolus von Fondaparinux, gefolgt von einer s.c. Dosis 24 Stunden später, erwogen werden.	IIa	B

ASS = Acetylsalicylsäure; i.v. = intravenös; s.c.= subkutan; UFH = unfraktioniertes Heparin.

6. Akutes Koronarsyndrom mit instabiler Präsentation

In einigen Fällen können ACS-Patienten eine hämodynamische Beeinträchtigung aufweisen, d. h. Herzstillstand außerhalb der Klinik (OHCA) und/oder einen kardiogenen Schock (CS).

Bei Patienten mit OHCA sollten die Wiederbelebungsmaßnahmen den Leitlinien des Europäischen Rates für Wiederbelebung (ERC) folgen. Die meisten Fälle von Herzstillstand bei Erwachsenen sind mit einer obstruktiven koronaren Herzkrankheit verbunden, und ein ACS sollte in die Differentialdiagnosen einbezogen werden. Im Folgenden werden Empfehlungen für Patienten mit OHCA und/oder CS gegeben.

Empfehlungen für Herzstillstand und außerklinischen Herzstillstand		
Empfehlungen	**Klasse**	**Evidenzgrad**
Herzstillstand und OHCA		
Eine pPCI-Strategie wird bei Patienten nach wiederbelebtem Herzstillstand und einem EKG mit anhaltender ST-Strecken-Hebung (oder Äquivalenten) empfohlen.	I	B
Eine routinemäßige sofortige Angiographie nach einem wiederbelebten Herzstillstand wird bei hämodynamisch stabilen Patienten ohne anhaltende ST-Strecken-Hebung (oder Äquivalente) nicht empfohlen.	III	A
Temperaturkontrolle		
Temperaturkontrolle (d. h. kontinuierliche Überwachung der Kerntemperatur und aktive Vorbeugung von Fieber [d. h. > 37,7°C]) wird empfohlen bei Erwachsenen nach einem Herzstillstand außerhalb oder innerhalb des Krankenhauses, die nach der Wiederherstellung des Spontankreislaufs nicht mehr ansprechbar sind.	I	B
Versorgungssysteme		
Es wird empfohlen, dass die Gesundheitssysteme Strategien umsetzen, um bei allen Patienten mit Verdacht auf ein ACS nach wiederbelebtem Herzstillstand die direkte Verlegung in ein Krankenhaus zu erleichtern, das 24/7 pPCI anbietet, und zwar über einen spezialisierten Rettungsdienst.	I	C

Empfehlungen für Herzstillstand und außerklinischen Herzstillstand (Fortsetzung)		
Empfehlungen	**Klasse**	**Evidenzgrad**
Versorgungssysteme (Fortsetzung)		
Der Transport von OHCA-Patienten in ein „Cardiac Arrest Center" gemäß den örtlichen Protokollen sollte erwogen werden.	**IIa**	**C**
Bewertung der neurologischen Prognose		
Eine Beurteilung der neurologischen Prognose (frühestens 72 Stunden nach der Aufnahme) wird bei allen komatösen Überlebenden nach einem Herzstillstand empfohlen.	**I**	**C**

ACS = akutes Koronarsyndrom; EKG = Elektrokardiogramm; EMS = Rettungsdienst; OHCA = Herzstillstand außerhalb der Klinik; pPCI = primäre perkutane Koronarintervention.

6.1 Kardiogener Schock als Komplikation eines akuten Koronarsyndroms

Eine frühzeitige Revaskularisation entweder mit einer perkutanen Koronarintervention oder einer koronaren Bypass-Operation wird für Patienten mit einem ACS, das von einem CS begleitet ist, empfohlen. Weitere Einzelheiten finden sich in der nachstehenden Empfehlungstabelle.

Empfehlungen zum kardiogenen Schock		
Empfehlungen	**Klasse**	**Evidenzgrad**
Eine sofortige Koronarangiographie und PCI der IRA (falls indiziert) wird bei Patienten mit CS als Komplikation eines ACS empfohlen.	I	B
Eine Notfall-CABG wird für ACS-bedingten CS empfohlen, wenn eine PCI der IRA nicht durchführbar/erfolglos ist.	I	B
Bei hämodynamischer Instabilität wird eine notfallmäßige chirurgische/kathetergestützte Behandlung mechanischer Komplikationen des ACS auf der Grundlage einer Diskussion im Herzteam empfohlen.	I	C
Eine Fibrinolyse sollte bei STEMI-Patienten mit CS erwogen werden, wenn eine pPCI-Strategie nicht innerhalb von 120 Minuten nach der STEMI-Diagnose verfügbar ist und mechanische Komplikationen ausgeschlossen wurden.	IIa	C
Bei Patienten mit ACS und schwerem/refraktärem CS kann eine kurzfristige mechanische Kreislaufunterstützung erwogen werden.	IIb	C
Der routinemäßige Einsatz einer IABP bei ACS-Patienten mit CS ohne mechanische Komplikationen wird nicht empfohlen.	III	B

ACS = akutes Koronarsyndrom; CABG = koronararterielle Bypass-Operation; CS = kardiogener Schock; IABP = intraaortale Ballonpumpe; IRA = Infarkt-bezogene Arterie; pPCI = primäre perkutane Koronarintervention; STEMI = ST-Strecken-Hebungsinfarkt.

7. Behandlung des akuten Koronarsyndroms während des Krankenhausaufenthalts

Die Empfehlungen für die Behandlung eines ACS während des Krankenhausaufenthalts sind in der nachstehenden Tabelle aufgeführt.

Empfehlungen für die Behandlung im Krankenhaus		
Empfehlungen	**Klasse**	**Evidenzgrad**
Logistische Aspekte zum Krankenhausaufenthalt		
Es wird empfohlen, dass alle Krankenhäuser, die an der Versorgung von Hochrisikopatienten beteiligt sind, über eine kardiologische Intensivstation/CCU verfügen, die alle erforderlichen Komponenten der Versorgung, einschließlich der Behandlung von Ischämie, schwerer Herzinsuffizienz, Arrhythmien und häufigen Komorbiditäten, abdecken kann.	**I**	**C**
Es wird empfohlen, dass Hochrisikopatienten (einschließlich aller STEMI-Patienten und NSTE-ACS-Patienten mit sehr hohem Risiko) mindestens 24 Stunden lang ein EKG-Monitoring erhalten.	**I**	**C**
Es wird empfohlen, dass Hochrisikopatienten mit erfolgreicher Reperfusionstherapie und unkompliziertem klinischen Verlauf (einschließlich aller STEMI-Patienten und NSTE-ACS-Patienten mit sehr hohem Risiko) nach Möglichkeit mindestens 24 Stunden auf der CCU/kardiologischen Intensivstation verbleiben und danach für weitere 24–48 Stunden in ein Überwachungsbett verlegt werden.	**I**	**C**
Die Entlassung ausgewählter Hochrisikopatienten innerhalb von 48–72 Stunden sollte erwogen werden, wenn eine frühzeitige Rehabilitation und eine adäquate Nachsorge gewährleistet sind.	**IIa**	**A**
Eine Verlegung am selben Tag sollte bei ausgewählten stabilen Patienten nach erfolgreicher und ereignisfreier PCI erwogen werden.	**IIa**	**C**

Empfehlungen für die Behandlung im Krankenhaus (Fortsetzung)		
Empfehlungen	**Klasse**	**Evidenzgrad**
Bildgebung		
Während des Krankenhausaufenthalts wird eine routinemäßige Echokardiographie empfohlen, um die regionale und globale LV-Funktion zu beurteilen, mechanische Komplikationen zu erkennen und LV-Thromben auszuschließen.	I	C
Wenn die Echokardiographie suboptimal/uneindeutig ist, kann eine CMR-Bildgebung erwogen werden.	IIb	C

ACS = akutes Koronarsyndrom; CCU = kardiologische Überwachungsstation; CMR = kardiale Magnetresonanztomographie; EKG = Elektrokardiogramm;; LV = linksventrikulär/linker Ventrikel; NSTE-ACS = akutes Koronarsyndrom ohne ST-Strecken-Hebung; PCI = perkutane Koronarintervention; STEMI = ST-Strecken-Hebungsinfarkt.

8. Technische Aspekte der invasiven Strategien

Die Empfehlungen für die intravaskuläre Bildgebung bei ACS sind in Abbildung 12 dargestellt. Empfehlungen zu den technischen Aspekten der invasiven Strategien bei Patienten mit ACS sind in der nachstehenden Tabelle aufgeführt.

Abbildung 12: Ein praktischer Algorithmus für die intravaskuläre Bildgebung bei Patienten mit akutem Koronarsyndrom.

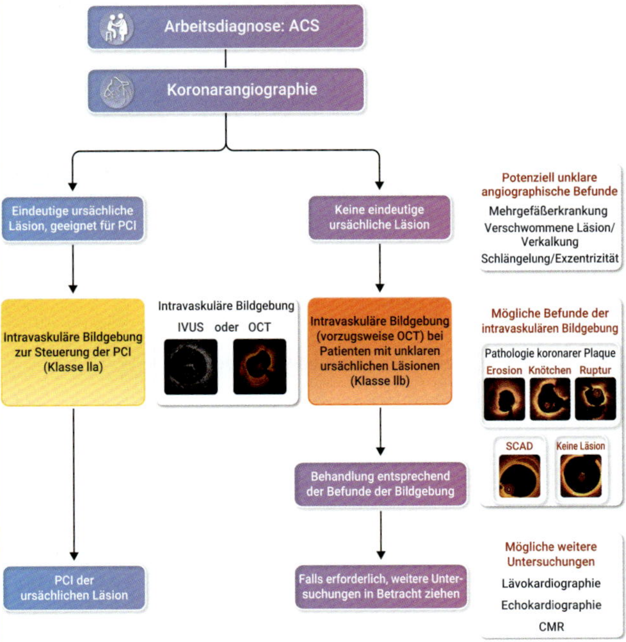

ACS = akutes Koronarsyndrom; CMR = kardiale Magnetresonanztomographie; IVUS = intravaskulärer Ultraschall; OCT = optische Kohärenztomographie; PCI = perkutane Koronarintervention; SCAD = spontane Koronararteriendissektion.

Empfehlungen zu technischen Aspekten invasiver Strategien

Empfehlungen	Klasse	Evidenzgrad
Der radiale Zugang wird als Standardmethode empfohlen, es sei denn, es liegen zwingende prozedurale Gründe vor anders vorzugehen.	I	A
Bei Patienten, die sich einer pPCI unterziehen, wird eine PCI mit Stentimplantation in der IRA während der Indexprozedur empfohlen.	I	A
Medikamentenbeschichtete Stents werden in allen Fällen unbeschichteten Stents vorgezogen.	I	A
Bei Patienten mit spontaner Koronararteriendissektion wird eine PCI nur für Patienten mit Symptomen und Anzeichen einer anhaltenden Myokardischämie, einem großen gefährdeten Myokardbereich und reduziertem antegraden Fluss empfohlen.	I	C
Intravaskuläre Bildgebung sollte zur Steuerung der PCI erwogen werden.	IIa	A
Eine koronare Bypass-Operation sollte bei Patienten mit einer verschlossenen IRA erwogen werden, wenn eine pPCI nicht durchführbar/erfolglos ist und ein großer Bereich des Myokards gefährdet ist.	IIa	C
Intravaskuläre Bildgebung (vorzugsweise optische Kohärenztomographie) kann bei Patienten mit unklaren ursächlichen Läsionen erwogen werden.	IIb	C
Die routinemäßige Anwendung einer Thrombusaspiration wird nicht empfohlen.	III	A

IRA = Infarkt-bezogene Arterie; PCI = perkutane Koronarintervention; pPCI = primäre perkutane Koronarintervention.

9. Behandlung von Patienten mit Mehrgefäßerkrankung

Etwa die Hälfte der ACS-Patienten hat eine koronare Mehrgefäßerkrankung (MVD). Das Management der nicht Infarkt-bezogenen Koronararterienerkrankung variiert je nach klinischen Umständen.

9.1 Behandlung der Mehrgefäßerkrankung bei akutem Koronarsyndrom mit kardiogenem Schock

Abbildung 13 zeigt den Algorithmus für die Behandlung von Patienten mit ACS und MVD.

Abbildung 13: Algorithmus für die Behandlung von Patienten mit akutem Koronarsyndrom und koronarer Mehrgefäßerkrankung.

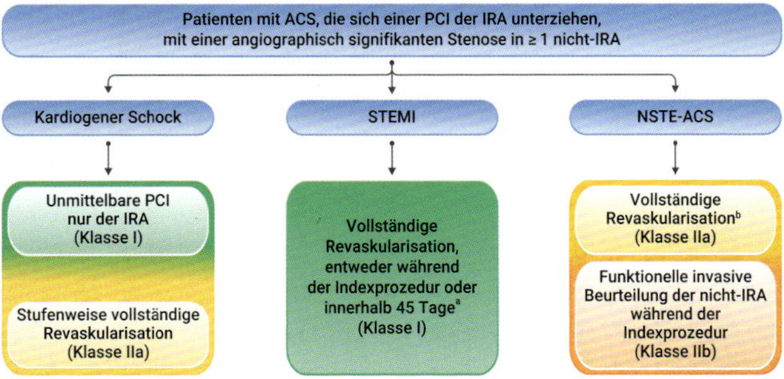

CABG = koronararterielle Bypass-Operation; IRA = Infarkt-bezogene Arterie; MVD = koronare Mehrgefäßerkrankung; NSTE-ACS = akutes Koronarsyndrom ohne ST-Strecken-Hebung; PCI = perkutane Koronarintervention; STEMI = ST-Strecken-Hebungsinfarkt.

[a] Bei Patienten mit STEMI und MVD ohne CS wird eine vollständige Revaskularisation entweder während der Index-PCI-Prozedur oder innerhalb von 45 Tagen empfohlen, wobei die PCI von nicht-IRA in Abhängigkeit des angiographischen Schweregrades durchgeführt werden sollte.

[b] Bei Patienten mit NSTE-ACS und MVD sollte eine vollständige Revaskularisation, vorzugsweise während des Indexverfahrens, erwogen werden. Eine funktionelle invasive Beurteilung des Schweregrads der nicht-IRA während der Indexprozedur kann erwogen werden.

Empfehlungen für die Behandlung von Patienten mit Mehrgefäßerkrankung		
Empfehlungen	**Klasse**	**Evidenzgrad**
Es wird empfohlen, die Revaskularisationsstrategie (IRA-PCI, Mehrgefäß-PCI/CABG) auf den klinischen Status und die Komorbiditäten des Patienten sowie die Komplexität seiner Erkrankung abzustimmen, entsprechend den Grundsätzen des Managements von Myokardrevaskularisationen.	I	B
Mehrgefäßerkrankung bei ACS-Patienten mit kardiogenem Schock		
Eine alleinige IRA-PCI während der Indexprozedur wird empfohlen.	I	B
Eine stufenweise PCI von nicht-IRA sollte erwogen werden.[a]	IIa	C
Mehrgefäßerkrankung bei hämodynamisch stabilen STEMI-Patienten, die sich einer pPCI unterziehen		
Eine vollständige Revaskularisation wird entweder während der Index-PCI-Prozedur oder innerhalb von 45 Tagen empfohlen.	I	A
Es wird empfohlen, die PCI der nicht-IRA auf der Grundlage des angiographischen Schweregrads durchzuführen.	I	B
Eine invasive epikardiale Funktionsbeurteilung der nicht ursächlichen Segmente der IRA wird während der Indexprozedur nicht empfohlen.	III	C
Mehrgefäßerkrankung bei hämodynamisch stabilen NSTE-ACS-Patienten, die sich einer PCI unterziehen		
Bei Patienten mit NSTE-ACS und MVD sollte eine vollständige Revaskularisation erwogen werden, vorzugsweise während der Indexprozedur.	IIa	C
Eine funktionelle invasive Beurteilung des Schweregrads von nicht-IRA während der Indexprozedur kann erwogen werden.	IIb	B

ACS = akutes Koronarsyndrom; CABG = koronararterielle Bypass-Operation; IRA = Infarkt-bezogene Arterie; MVD = koronare Mehrgefäßerkrankung; NSTE-ACS = akutes Koronarsyndrom ohne ST-Strecken-Hebung; PCI = perkutane Koronarintervention; pPCI = primäre perkutane Koronarintervention; STEMI = ST-Strecken-Hebungsinfarkt.

[a] Basierend auf Ischämie, Symptomen, Komorbiditäten des Patienten und klinischem Zustand.

10. Myokardinfarkt mit nicht-obstruierten Koronararterien

Der Begriff Myokardinfarkt mit nicht-obstruierten Koronararterien (MINOCA) bezieht sich auf die klinische Situation, in welcher ein Patient Symptome aufweist, die auf ein ACS hindeuten, einen Troponinanstieg zeigt und zum Zeitpunkt der Koronarangiographie nicht-obstruierte Koronararterien aufweist (definiert als Koronararterienstenose < 50 % in einem der großen epikardialen Gefäße). MINOCA kann als Oberbegriff betrachtet werden, der eine heterogene Gruppe von Ursachen umfasst. (Abbildung 14).

Abbildung 14: Zugrundeliegende Ursachen bei Patienten mit der Arbeitsdiagnose Myokardinfarkt mit nicht-obstruierten Koronararterien.

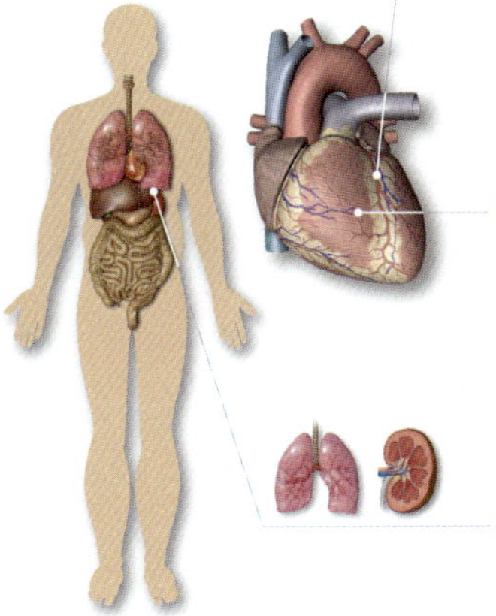

Koronare Ursachen

- Koronare Embolie
- Koronare mikrovaskuläre Dysfunktion
- Koronarspasmus
- Koronarthrombose
- Myokardbrücke
- Plaqueruptur/-erosion
- Spontane Koronararteriendissektion

Nicht-koronare, kardiale Ursachen

- Herztrauma
- Kardiomyopathie
- Kardiotoxine
- Myokarditis
- Anstrengende körperliche Belastung
- Takotsubo-Kardiomyopathie
- Transplantatabstoßung

Nicht-kardiale Ursachen

- Akutes Atemnotsyndrom
- Allergische/Überempfindlichkeitsreaktionen
- Nierenversagen im Endstadium
- Inflammation
- Lungenembolie
- Sepsis
- Schlaganfall

Diese Abbildung zeigt einige der möglichen Differentialdiagnosen bei Patienten mit einer Arbeitsdiagnose von MINOCA nach Koronarangiographie; diese Liste ist aber nicht vollständig.

Die invasive Koronarangiographie (ICA) ist der empfohlene maßgebliche diagnostische Test für ACS-Patienten. Wenn die zugrundeliegende Ursache des MINOCA mit der ICA allein nicht festgestellt werden kann, können weitere Untersuchungen mit Hilfe der linksventrikulären Ventrikulographie (einschließlich der Messung des linksventrikulären enddiastolischen Drucks), der funktionellen Beurteilung mit Bestimmung der mikrovaskulären Funktion/ koronaren Reaktivität und der intravaskulären Bildgebung nützlich sein, um die zugrundeliegende Ursache zu ermitteln (**Abbildung 15**).

Abbildung 15: Beurteilung von Patienten mit einer Arbeitsdiagnose MINOCA.

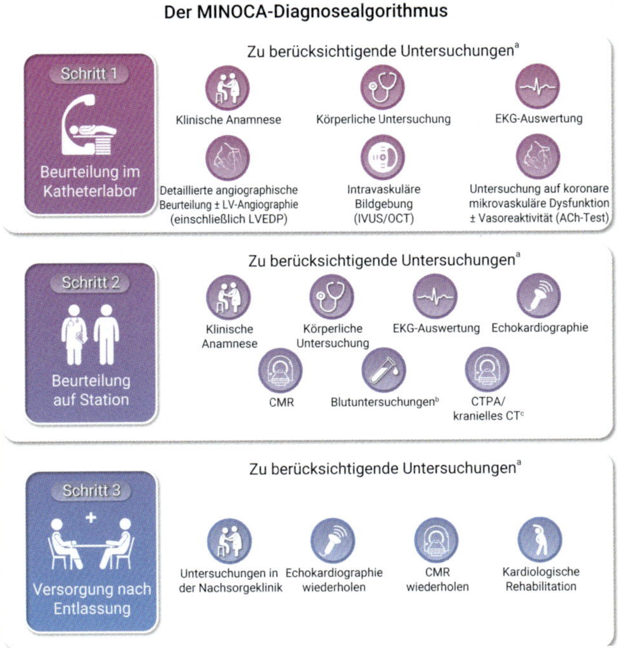

ACh = Acetylcholin; CMR = kardiale Magnetresonanztomographie; CT = Computertomographie; CTPA = CT-Pulmonalisangiographie; EKG = Elektrokardiogramm; IVUS = intravaskulärer Ultraschall; LV = linksventrikulär/linker Ventrikel; LVEDP = linksventrikulärer enddiastolischer Druck; MINOCA = Myokardinfarkt mit nicht-obstruierten Koronararterien; NT-proBNP = N-terminales pro-brain natriuretisches Peptid; OCT = optische Kohärenztomographie.

[a] Optionen für ergänzende Tests. Die Patienten benötigen nicht alle Untersuchungen, sondern es sollten die geeigneten Tests auf der Grundlage ihrer Präsentation und ihres klinischen Verlaufs ausgewählt werden.

[b] Beispiele für mögliche Blutuntersuchungen sind: vollständiges Blutbild, Nierenprofil, Troponin, C-reaktives Protein, D-Dimer, NT-pro BNP.

[c] Eine CT-Untersuchung des Gehirns sollte erwogen werden, wenn eine kraniale Pathologie (d. h. eine intrakranielle Blutung) vermutet wird, die zu einer ST-Hebung geführt haben könnte.

Wenn die Ursache des MINOCA nicht mit Hilfe der funktionellen Koronarangiographie festgestellt werden kann, wird eine nicht-invasive Bildgebung (d. h. Echokardiographie, kardiale Magnetresonanztomographie (CMR), Computertomographie) empfohlen, sofern dies klinisch sinnvoll ist. Die CMR ist eines der wichtigsten Diagnoseinstrumente, um die zugrundeliegende Ursache des MINOCA zu ermitteln. Sekundärpräventionstherapien sollten bei Patienten mit nachgewiesener atherosklerotischer Erkrankung der Herzkranzgefäße und zur Kontrolle der Risikofaktoren erwogen werden.

Empfehlungen für Myokardinfarkt mit nicht-obstruierten Koronararterien

Empfehlungen	Klasse	Evidenzgrad
Bei Patienten mit der Arbeitsdiagnose MINOCA wird nach der invasiven Angiographie eine CMR-Bildgebung empfohlen, wenn die endgültige Diagnose nicht eindeutig ist.	I	B
Es wird empfohlen, MINOCA entsprechend der endgültigen Diagnose und in Übereinstimmung mit den entsprechenden krankheitsspezifischen Leitlinien zu behandeln.	I	B
Bei allen Patienten mit einer ersten Arbeitsdiagnose von MINOCA wird empfohlen, einen diagnostischen Algorithmus zu befolgen, um die zugrundeliegende endgültige Diagnose zu bestimmen.	I	C

CMR = kardiale Magnetresonanztomographie; MINOCA = Myokardinfarkt mit nicht-obstruierten Koronararterien.

11. Besondere Situationen

11.1 Myokardinfarkt Typ 2 und akute Myokardschädigung

Bei einem MI Typ 2 handelt es sich um eine ischämische Myokardschädigung im Zusammenhang mit einem Missverhältnis zwischen Sauerstoffangebot und -bedarf, das nicht mit einer akuten koronaren Atherothrombose zusammenhängt. Die Ursachen von MI Typ 2 lassen sich in solche mit koronaren und solche mit nicht-koronaren Mechanismen unterteilen.

Die Myokardschädigung ist durch eine Myozytennekrose und einen Troponinanstieg aufgrund anderer Mechanismen als einer Myokardischämie charakterisiert. Bei Patienten mit erhöhten hs-cTn-Werten und ohne Anzeichen einer akuten Myokardischämie kann die Diagnose einer Myokardschädigung gestellt werden.

Derzeit gibt es keine spezifischen pharmakologischen Interventionen, die für Patienten mit MI Typ 2 empfohlen werden. Daher sollte sich das Management stattdessen auf die Identifizierung und Behandlung von auslösenden Erkrankungen sowie auf die strikte Kontrolle der CV-Risikofaktoren konzentrieren.

11.2 Komplikationen

Empfehlungen bei Komplikationen eines akuten Koronarsyndroms		
Empfehlungen	**Klasse**	**Evidenzgrad**
Herzinsuffizienz		
Eine IABP sollte bei Patienten mit hämodynamischer Instabilität/kardiogenem Schock aufgrund von ACS-bedingten mechanischen Komplikationen erwogen werden	**IIa**	**C**
LV-Thrombus		
Eine CMR-Bildgebung sollte bei Patienten mit nicht eindeutigen echokardiographischen Bildern oder bei starkem klinischen Verdacht auf einen LV-Thrombus erwogen werden.	**IIa**	**C**
Eine orale Antikoagulanzientherapie (VKA oder NOAK) sollte bei Patienten mit bestätigtem LV-Thrombus für 3–6 Monate erwogen werden.	**IIa**	**C**
Nach einem akuten anterioren MI kann ein Kontrastechokardiogramm zum Nachweis eines LV-Thrombus erwogen werden, wenn der Apex in der Echokardiographie nicht gut beurteilbar ist.	**IIb**	**C**
Vorhofflimmern		
Intravenöse Betablocker werden empfohlen, wenn eine Regulierung der Herzfrequenz erforderlich ist und keine akute HF oder Hypotonie vorliegt.	**I**	**C**

Empfehlungen bei Komplikationen eines akuten Koronarsyndroms (Fortsetzung)		
Empfehlungen	**Klasse**	**Evidenzgrad**
Vorhofflimmern (Fortsetzung)		
Intravenöses Amiodaron wird empfohlen, wenn bei akuter HF und fehlender Hypotonie eine Regulierung der Herzfrequenz erforderlich ist.	**I**	**C**
Eine sofortige elektrische Kardioversion wird bei Patienten mit ACS und hämodynamischer Instabilität empfohlen, wenn eine adäquate Kontrolle der Herzfrequenz mit pharmakologischen Mitteln nicht schnell erreicht werden kann.	**I**	**C**
Intravenöses Amiodaron wird empfohlen, um die elektrische Kardioversion zu erleichtern und/oder das Risiko eines frühen Wiederauftretens von Vorhofflimmern nach der elektrischen Kardioversion bei instabilen Patienten mit kürzlich aufgetretenem Vorhofflimmern zu verringern.	**I**	**C**
Bei Patienten mit dokumentiertem de-novo-Vorhofflimmern während der akuten Phase eines ACS sollte eine langfristige orale Antikoagulation in Abhängigkeit vom CHA_2DS_2-VASc-Score erwogen werden, nachdem der HAS-BLED-Score und die Notwendigkeit einer begleitenden Thrombozytenaggregationshemmer-Therapie berücksichtigt wurden. NOAK sind die bevorzugten Medikamente.	**IIa**	**C**
Ventrikuläre Arrhythmien		
Eine ICD-Therapie wird empfohlen, um den plötzlichen Herztod bei Patienten mit symptomatischer HF (NYHA-Klasse II–III) und einer LVEF ≤ 35 % trotz optimaler medikamentöser Therapie für > 3 Monate und mindestens 6 Wochen nach einem Infarkt zu verhindern, die voraussichtlich mindestens 1 Jahr bei gutem Funktionsstatus überleben werden.	**I**	**A**

Empfehlungen bei Komplikationen eines akuten Koronarsyndroms (Fortsetzung)		
Empfehlungen	**Klasse**	**Evidenzgrad**
Ventrikuläre Arrhythmien (Fortsetzung)		
Eine intravenöse Betablocker- und/oder Amiodaron-Behandlung wird für Patienten mit polymorpher VT und/oder VF empfohlen, es sei denn, sie ist kontraindiziert.	I	B
Eine rasche und vollständige Revaskularisation zur Behandlung der Myokardischämie, die bei Patienten mit rezidivierenden VT und/oder VF vorhanden sein kann, wird empfohlen.	I	C
Eine transvenöse Katheterstimulationsterminierung und/oder ein Overdrive Pacing sollten erwogen werden, wenn die VT nicht durch wiederholte elektrische Kardioversion kontrolliert werden kann.	IIa	C
Die Radiofrequenzkatheterablation in einem spezialisierten Ablationszentrum mit anschließender ICD-Implantation sollte bei Patienten mit rezidivierender VT, VF oder elektrischem Sturm trotz vollständiger Revaskularisation und optimaler medikamentöser Therapie erwogen werden.	IIa	C
Die Behandlung einer rezidivierenden VT mit hämodynamischer Relevanz (trotz wiederholter elektrischer Kardioversion) mit Lidocain kann erwogen werden, wenn Betablocker, Amiodaron und Overdrive Pacing nicht wirksam/anwendbar sind.	IIb	C
Bei Patienten mit wiederkehrenden lebensbedrohlichen ventrikulären Arrhythmien kann eine Sedierung oder Vollnarkose zur Reduzierung der Sympathikusaktivität erwogen werden.	IIb	C
Eine ICD-Implantation oder der vorübergehende Einsatz eines tragbaren Kardioverter-Defibrillators kann < 40 Tage nach einem Herzinfarkt bei ausgewählten Patienten (unvollständige Revaskularisation, vorbestehende LVEF-Dysfunktion, Auftreten von Arrhythmien > 48 h nach Beginn des STEMI, polymorphe VT oder VF) erwogen werden.	IIb	C

Empfehlungen bei Komplikationen eines akuten Koronarsyndroms (Fortsetzung)		
Empfehlungen	**Klasse**	**Evidenzgrad**
Ventrikuläre Arrhythmien (Fortsetzung)		
Die Behandlung von asymptomatischen und hämodynamisch irrelevanten ventrikulären Arrhythmien mit Antiarrhythmika wird nicht empfohlen.	III	C
Bradyarrhythmien		
Bei Sinusbradykardie mit hämodynamischer Intoleranz oder hochgradigem AV-Block ohne stabilen Ersatzrhythmus:		
i.v. positiv chronotrope Medikamente (Adrenalin, Vasopressin und/oder Atropin) werden empfohlen.	I	C
Bei Nichtansprechen auf Atropin wird eine vorübergehende Schrittmacher-Stimulation empfohlen.	I	C
Eine dringliche Angiographie im Hinblick auf eine Revaskularisation wird empfohlen, wenn der Patient keine vorherige Reperfusionstherapie erhalten hat.	I	C
Die Implantation eines permanenten Herzschrittmachers wird empfohlen, wenn sich ein hochgradiger AV-Block nicht innerhalb von mindestens 5 Tagen nach einem MI zurück gebildet hat.	I	C
Bei ausgewählten Patienten mit hochgradigem AV-Block im Zusammenhang mit einem Vorderwandinfarkt und akuter HF kann eine frühe Device-Implantation (CRT-D/CRT-P) erwogen werden.	IIb	C
Eine Schrittmacher-Stimulation wird nicht empfohlen, wenn sich ein hochgradiger AV-Block nach einer Revaskularisation oder spontan zurück gebildet hat.	III	B

ACS = akutes Koronarsyndrom; AF = Vorhofflimmern; AV = atrioventrikulär; CHA_2DS_2-VASc = Herzinsuffizienz, Hypertonie, Alter ≥ 75 Jahre, Diabetes, Schlaganfall, vaskuläre Erkrankung, Alter 65–74 Jahre, weibliches Geschlecht ; CMR = kardiale Magnetresonanztomographie; CRT-D/CRT-P = kardiale Resynchronisationstherapie – Defibrillator/Schrittmacher; HAS-BLED = Bluthochdruck, abnormale Leber-/Nierenfunktion, Schlaganfall in der Anamnese, Blutungen in der Anamnese oder Prädisposition, labile INR, ältere Menschen, spezifische Medikamente-/Alkoholkonsum; HF = Herzinsuffizienz; IABP = intraaortale Ballonpumpe; ICD = implantierbarer Kardioverter/Defibrillator; LV = linksventrikulär/linker Ventrikel; LVEF = links-ventrikuläre Auswurffraktion; MI = Myokardinfarkt; NOAK = nicht-Vitamin-K-abhängige orale Antikoagulanzien; NYHA = New York Heart Association; STEMI = ST-Strecken-Hebungsinfarkt; VF = Kammerflimmern; VKA = Vitamin-K-Antagonist; VT = ventrikuläre Tachykardie.

11.3 Komorbiditäten

Empfehlungen bei Komorbiditäten des akuten Koronarsyndroms		
Empfehlungen	**Klasse**	**Evidenzgrad**
Chronische Nierenerkrankung		
Für invasive Strategien wird die Verwendung von niedrig- oder isoosmolaren Kontrastmitteln (mit möglichst geringem Volumen) empfohlen.	I	A
Es wird empfohlen, bei allen Patienten mit ACS die Nierenfunktion mittels eGFR zu beurteilen.	I	C
Es wird empfohlen, bei Patienten mit CKD die gleichen diagnostischen und therapeutischen Strategien anzuwenden (eine Dosisanpassung kann erforderlich sein) wie bei Patienten mit normaler Nierenfunktion.	I	C
Eine Hydratation während und nach der Angiographie sollte bei Patienten mit dem Risiko einer kontrastmittelinduzierten Nephropathie erwogen werden, insbesondere bei Patienten mit akutem Nierenschaden und/oder CKD mit eGFR < 30 ml/min/1,73 m^2.	IIa	B
Diabetes		
Es wird empfohlen, die Wahl der langfristigen Behandlung zur Blutzuckersenkung vom Vorhandensein von Begleiterkrankungen wie Herzinsuffizienz, CKD und Adipositas abhängig zu machen.	I	A
Es wird empfohlen, den glykämischen Status bei der Erstuntersuchung aller Patienten mit ACS zu beurteilen.	I	B
Es wird empfohlen, den Blutzuckerspiegel bei Patienten mit bekanntem Diabetes mellitus oder Hyperglykämie (definiert als Glukosespiegel ≥ 11,1 mmol/l oder ≥ 200 mg/dl) häufig zu überwachen.	I	C
Bei ACS-Patienten mit anhaltender Hyperglykämie sollte eine blutzuckersenkende Therapie erwogen werden, wobei Episoden von Hypoglykämie vermieden werden sollten.	IIa	C

Empfehlungen bei Komorbiditäten des akuten Koronarsyndroms (Fortsetzung)		
Empfehlungen	**Klasse**	**Evidenzgrad**
Ältere Erwachsene		
Es wird empfohlen, bei älteren Patienten die gleichen Diagnose- und Behandlungsstrategien anzuwenden wie bei jüngeren Patienten.	I	B
Es wird empfohlen, die Wahl und Dosierung der Antithrombotika sowie der Medikamente zur Sekundärprävention an die Nierenfunktion, Begleitmedikationen, Komorbiditäten, Gebrechlichkeit, kognitive Funktion und spezifische Kontraindikationen anzupassen.	I	B
Für gebrechliche ältere Patienten mit Komorbiditäten wird ein ganzheitlicher Ansatz empfohlen, um interventionelle und pharmakologische Behandlungen nach sorgfältiger Abwägung der Risiken und des Nutzens zu individualisieren.	I	B
Patienten mit Krebserkrankungen		
Eine invasive Strategie wird bei Krebspatienten mit Hochrisiko-ACS und einer Überlebenserwartung von ≥ 6 Monaten empfohlen.	I	B
Eine vorübergehende Unterbrechung der Krebstherapie wird bei Patienten empfohlen, bei denen der Verdacht besteht, dass die Krebstherapie eine Ursache für das ACS[a] ist.	I	C
Bei ACS-Patienten mit schlechter Krebsprognose[b] (d. h. mit erwarteter Überlebenszeit < 6 Monate) und/oder sehr hohem Blutungsrisiko sollte eine konservative, nicht-invasive Strategie erwogen werden.	IIa	C
ASS wird bei Krebspatienten mit einer Thrombozytenzahl < 10 000/µl nicht empfohlen.	III	C
Clopidogrel wird bei Krebspatienten mit einer Thrombozytenzahl < 30 000/µl nicht empfohlen.	III	C

Empfehlungen bei Komorbiditäten des akuten Koronarsyndroms (Fortsetzung)		
Empfehlungen	**Klasse**	**Evidenzgrad**
Patienten mit Krebs (Fortsetzung)		
Bei ACS-Patienten mit Krebs und einer Thrombozytenzahl von < 50 000/µl werden Prasugrel oder Ticagrelor nicht empfohlen.	III	C

ACS = akutes Koronarsyndrom; ASS = Acetylsalicylsäure; CKD = chronische Nierenerkrankung; CV = kardiovaskulär; eGFR = geschätzte glomeruläre Filtrationsrate.

[a] Zu den Krebstherapien, die mit einem hohen ACS-Risiko verbunden sind (sehr häufig [> 10 %]), gehören: Capecitabin, Paclitaxel, Cisplatin, Carfilzomib, Bevacizumab, Ramucirumab, Aflibercept, Axitinib, Sorafenib, Pazopanib, Cabozantinib, Lenvatinib, Ponatinib und Erlotinib.

[b] Im Zusammenhang mit einem fortgeschrittenen Krebsstadium und/oder schweren irreversiblen Komorbiditäten außerhalb des Herz-Kreislauf-Systems.

12. Langzeitbehandlung

Die Sekundärprävention nach einem ACS ist wichtig, um die Lebensqualität zu verbessern und die Morbidität und Mortalität zu senken. Sie sollte so früh wie möglich nach dem Indexereignis beginnen. Die optimale medikamentöse Therapie und die Behandlungsziele sind in Abbildung 16 zusammengefasst. Alle ACS-Patienten sollten an einem umfassenden kardiologischen Rehabilitationsprogramm teilnehmen, das so früh wie möglich nach dem ACS-Ereignis beginnen sollte. Zu den Kernkomponenten der kardiologischen Rehabilitation gehören die Patientenbeurteilung, das Management und die Kontrolle kardiovaskulärer Risikofaktoren, die Beratung zu körperlicher Aktivität, die Verschreibung von Bewegungstraining, Ernährungsberatung, Raucherberatung, Patientenaufklärung, psychosoziales Management und berufliche Unterstützung.

Einzelheiten zu den Empfehlungen für die Langzeitbehandlung von Patienten nach ACS sind in der nachstehenden Empfehlungstabelle aufgeführt.

Abbildung 16: Langzeitbehandlung nach akutem Koronarsyndrom.

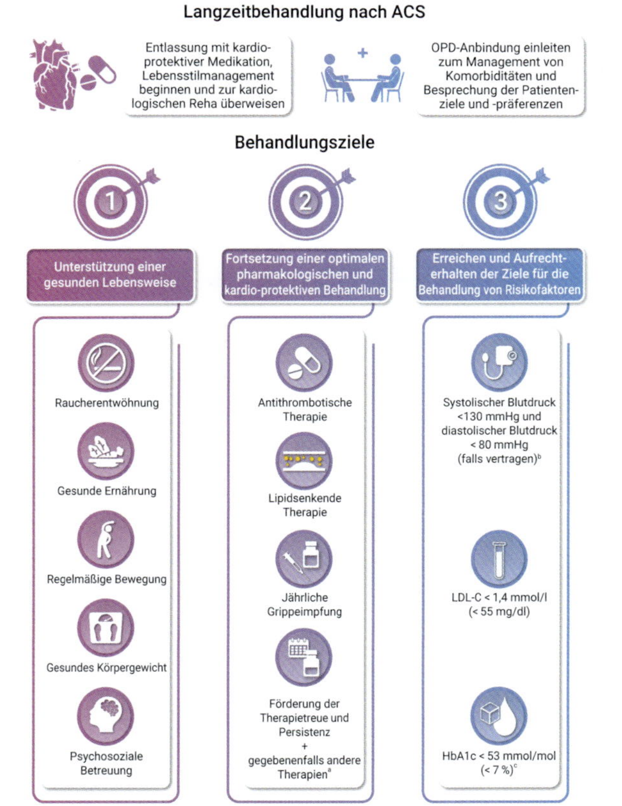

ACS = akutes Koronarsyndrom; HbA1c = glykiertes Hämoglobin; LDL-C = Low-Density-Lipoprotein-Cholesterin; OPD = Ambulanz.

[a] Siehe Empfehlungstabelle für das Langzeitmanagement für andere pharmakologische Behandlungen nach ACS. [b] Für Patienten ≥ 70 Jahre sollte der systolische Zielwert < 140 mmHg und bis zu 130 mmHg sein, wenn toleriert. [c] Für Patienten mit Diabetes mellitus.

Ein Algorithmus für die lipidsenkende Therapie von ACS-Patienten ist in Abbildung 17 beschrieben.

Abbildung 17: Lipidsenkende Therapie bei ACS-Patienten.

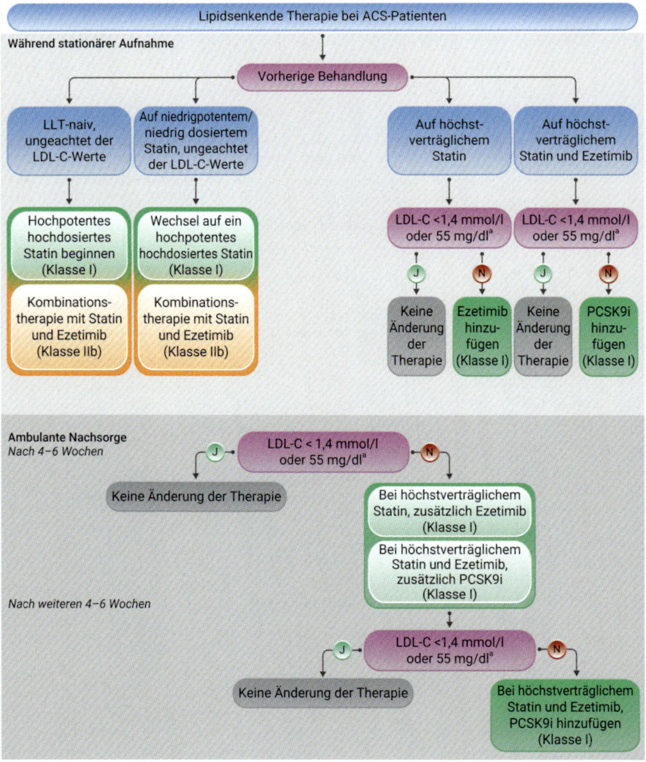

ACS = akutes Koronarsyndrom; LDL-C = Low-Density-Lipoprotein-Cholesterin; LLT = lipidsenkende Therapie; PCSK9i = Proproteinkonvertase Subtilisin/Kexin Typ 9-Inhibitor.

[a] Bei einem wiederkehrenden Ereignis einen LDL-C-Zielwert < 1,0 mmol/l erwägen.

Empfehlungen für die Langzeitbehandlung		
Empfehlungen	**Klasse**	**Evidenzgrad**
Kardiologische Rehabilitation		
Es wird empfohlen, dass alle ACS-Patienten an einem medizinisch überwachten, strukturierten, umfassenden, multidisziplinären, auf Bewegung basierenden Programm zur kardiologischen Rehabilitation und Prävention teilnehmen.	I	A
Lebensstil-Management		
Es wird empfohlen, dass ACS-Patienten einen gesunden Lebensstil pflegen, der Folgendes beinhaltet: › Beendigung des Tabakkonsums › gesunde Ernährung (mediterraner Stil) › Alkoholrestriktion › regelmäßige aerobe körperliche Aktivität und Krafttraining › Reduktion sitzender Zeit	I	B
Bei Rauchern sollte das Angebot einer Nachbetreuung, eine Nikotinersatztherapie, Vareniclin oder Bupropion, einzeln oder in Kombination, erwogen werden.	IIa	A
Pharmakologische Behandlung		
Lipidsenkende Therapie		
Es wird empfohlen, eine hochdosierte Statintherapie so früh wie möglich einzuleiten oder fortzusetzen, unabhängig von den anfänglichen LDL-C-Werten.	I	A
Es wird empfohlen, einen LDL-C-Wert von < 1,4 mmol/l (< 55 mg/dl) anzustreben und den LDL-C-Wert um ≥ 50 % gegenüber dem Ausgangswert zu senken.	I	A
Wenn das LDL-C-Ziel trotz maximal tolerierter Statintherapie nach 4–6 Wochen nicht erreicht wird, wird die zusätzliche Gabe von Ezetimib empfohlen.	I	B

Empfehlungen für die Langzeitbehandlung (Fortsetzung)		
Empfehlungen	**Klasse**	**Evidenzgrad**
Pharmakologische Behandlung (Fortsetzung)		
Lipidsenkende Therapie (Fortsetzung)		
Wenn das LDL-C-Ziel trotz maximal tolerierter Statintherapie und Ezetimib nach 4–6 Wochen nicht erreicht wird, wird die zusätzliche Gabe eines PCSK9-Inhibitors empfohlen.	I	A
Es wird empfohlen, die lipidsenkende Therapie[a] bei Patienten, die bereits vor der Aufnahme eine lipidsenkende Therapie erhielten, während des Index-ACS-Krankenhausaufenthalts zu intensivieren.	I	C
Für Patienten mit einem wiederkehrenden atherothrombotischen Ereignis (Wiederauftreten innerhalb von 2 Jahren nach der ersten ACS-Episode), die bereits eine maximal tolerierte statinbasierte Therapie erhalten, kann ein LDL-C-Ziel von < 1,0 mmol/l (< 40 mg/dl) erwogen werden.	IIb	B
Eine Kombinationstherapie mit einem hochdosierten Statin plus Ezetimib kann während des Index-Krankenhausaufenthalts erwogen werden.	IIb	B
Betablocker		
Betablocker werden bei ACS-Patienten mit einer LVEF ≤ 40 % unabhängig von HF-Symptomen empfohlen.	I	A
Eine routinemäßige Behandlung aller ACS-Patienten mit Betablockern sollte unabhängig von der LVEF erwogen werden.	IIa	B

Empfehlungen für die Langzeitbehandlung (Fortsetzung)		
Empfehlungen	**Klasse**	**Evidenzgrad**
Pharmakologische Behandlung (Fortsetzung)		
RAAS-Inhibitoren		
Angiotensin-Converting-Enzym (ACE)-Hemmer[b] werden bei ACS-Patienten mit HF-Symptomen, LVEF ≤ 40 %, Diabetes, Bluthochdruck und/oder CKD empfohlen.	I	A
Mineralokortikoidrezeptorantagonisten werden bei ACS-Patienten mit einer LVEF ≤ 40 % und HF oder Diabetes empfohlen.	I	A
Eine routinemäßige Behandlung aller ACS-Patienten mit ACE-Hemmern sollte unabhängig von der LVEF erwogen werden.	IIa	A
Medikamentenadhärenz		
Eine Polypille sollte als eine Option zur Verbesserung der Adhärenz und des Outcomes in der Sekundärprävention nach ACS erwogen werden.	IIa	B
Bildgebung		
Bei Patienten mit einer LVEF ≤ 40 % vor der Entlassung wird eine erneute Bestimmung der LVEF 6–12 Wochen nach dem ACS (und nach vollständiger Revaskularisation und Einleitung einer optimalen medikamentösen Therapie) empfohlen, um die potenzielle Notwendigkeit einer ICD-Implantation zur Primärprävention des plötzlichen Herztodes zu beurteilen.	I	C
Eine kardiale Magnetresonanztomographie sollte als ergänzendes bildgebendes Verfahren erwogen werden, um die potenzielle Notwendigkeit einer primärpräventiven ICD-Implantation zu beurteilen.	IIa	C
Impfung		
Eine Grippeimpfung wird für alle ACS-Patienten empfohlen.	I	A

Empfehlungen für die Langzeitbehandlung (Fortsetzung)		
Empfehlungen	**Klasse**	**Evidenzgrad**
Antiinflammatorische Medikamente		
Niedrig dosiertes Colchicin (0,5 mg 1x tägl.) kann erwogen werden, insbesondere wenn andere Risikofaktoren unzureichend kontrolliert sind oder wenn unter optimaler Therapie wiederkehrende kardiovaskuläre Ereignisse auftreten.	IIb	A

ACS = akutes Koronarsyndrom; CKD = chronische Nierenerkrankung; HF = Herzinsuffizienz; ICD = implantierbarer Kardioverter/Defibrillator; LDL-C = Low-Density-Lipoprotein-Cholesterin; LVEF = linksventrikuläre Ejektionsfraktion; PCSK9 = Proproteinkonvertase Subtilisin/Kexin Typ 9; RAAS = Renin-Angiotensin-Aldosteron-System.

[a] Potenz/Dosis des Statins erhöhen, wenn der Patient ein Statin mit geringer Potenz/niedriger Dosis einnahm, Ezetimib hinzufügen, wenn der Patient nur Statine in der höchsten verträglichen Dosis einnahm, oder PCSK9-Inhibitor hinzufügen, wenn der Patient Statine plus Ezetimib einnahm.

[b] Angiotensin-Rezeptorblocker bei Unverträglichkeit.

13. Patientenperspektiven

13.1 Patientenzentrierte Versorgung

Bei der Behandlung von ACS-Patienten sollte darauf geachtet werden, dass die individuellen Präferenzen, Bedürfnisse und Werte des Patienten respektiert und berücksichtigt werden und dass diese Werte in die klinische Entscheidungsfindung einbezogen werden.

Die Einbeziehung und Aufklärung des Patienten ist eine Schlüsselkomponente der ACS-Versorgung und sollte während der gesamten Patientenreise erfolgen, von der Aufnahme bis zur Entlassung aus dem Krankenhaus und der kardiologischen Rehabilitation (**Abbildung 18**).

Abbildung 18: **Ein personenzentrierter Ansatz für die ACS-Reise.**

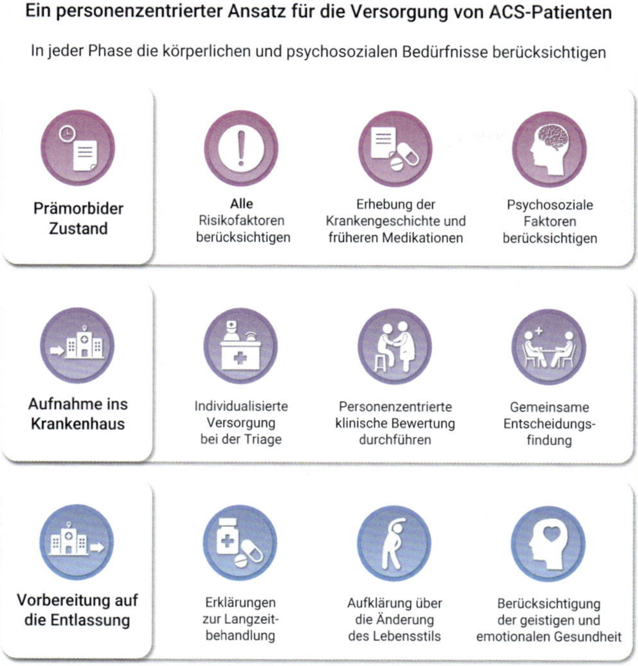
Ein personenzentrierter Ansatz für die Versorgung von ACS-Patienten
In jeder Phase die körperlichen und psychosozialen Bedürfnisse berücksichtigen
Prämorbider Zustand
Alle Risikofaktoren berücksichtigen
Erhebung der Krankengeschichte und früheren Medikationen
Psychosoziale Faktoren berücksichtigen
Aufnahme ins Krankenhaus
Individualisierte Versorgung bei der Triage
Personenzentrierte klinische Bewertung durchführen
Gemeinsame Entscheidungs-findung
Vorbereitung auf die Entlassung
Erklärungen zur Langzeit-behandlung
Aufklärung über die Änderung des Lebensstils
Berücksichtigung der geistigen und emotionalen Gesundheit

ACS = akutes Koronarsyndrom.

13.2 Patientenzufriedenheit und -erwartungen

Die Wahrnehmung der Versorgung seitens des Patienten beruht auf zwischenmenschlichen Interaktionen, der Qualität der klinischen Kommunikation, der klinischen Versorgung und des administrativen Managements der Versorgung. Die Erwartungen der ACS-Patienten sind in Abbildung 19 zusammengefasst.

Abbildung 19: Erwartungen der Patienten mit akutem Koronarsyndrom.

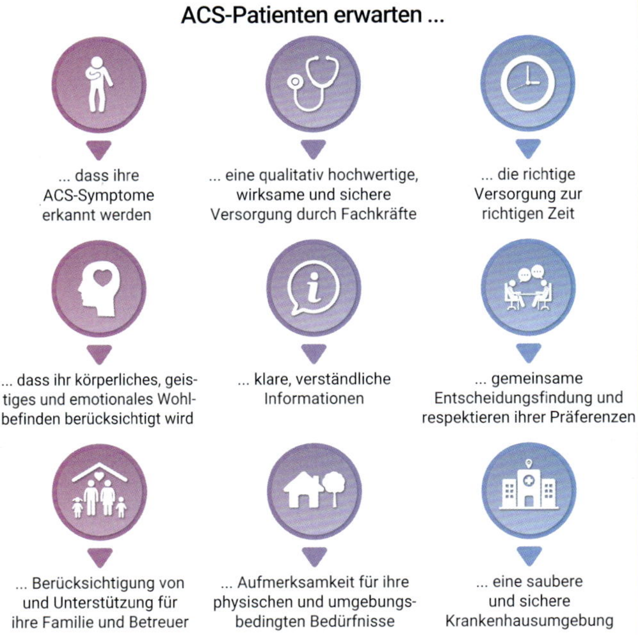

ACS = akutes Koronarsyndrom.

13.3 Vorbereitung auf die Entlassung

Viele ACS-Patienten sind sich möglicherweise nicht vollständig darüber im Klaren, was mit ihnen geschehen ist und wie sie ihre Gesundheitsversorgung nach der Entlassung am besten handhaben können, was dazu führt, dass sie bei der Entlassung mehr Informationen wünschen und benötigen. Entlassungsinformationen sollten sowohl in mündlicher als auch in schriftlicher Form zur Verfügung gestellt werden und einen Entlassbrief enthalten, in dem die wichtigsten Komponenten des evidenzbasierten Entlassungsplans erläutert werden.

Empfehlungen zur Patientenperspektive bei der Behandlung des akuten Koronarsyndroms

Empfehlungen	Klasse	Evidenzgrad
Eine patientenzentrierte Versorgung wird empfohlen, bei der die individuellen Präferenzen, Bedürfnisse und Überzeugungen des Patienten ermittelt und berücksichtigt werden, um sicherzustellen, dass die Werte der Patienten bei allen klinischen Entscheidungen berücksichtigt werden.	I	B
Es wird empfohlen, ACS-Patienten in die Entscheidungsfindung einzubeziehen (soweit es ihr Zustand erlaubt) und sie über das Risiko unerwünschter Ereignisse, die Strahlenbelastung und alternative Optionen zu informieren. Zur Erleichterung der Diskussion können Entscheidungshilfen verwendet werden.	I	B
Es wird empfohlen, die Symptome mit Methoden zu bewerten, die den Patienten helfen, ihre Erfahrungen zu beschreiben.	I	C
Der Einsatz der „Teach-Back"-Methode zur Entscheidungsunterstützung bei der Einholung der Einverständniserklärung sollte erwogen werden.	IIa	B

Empfehlungen zur Patientenperspektive bei der Behandlung des akuten Koronarsyndroms (Fortsetzung)		
Empfehlungen	**Klasse**	**Evidenzgrad**
Die Entlassungsinformationen für Patienten sollten vor der Entlassung sowohl schriftlich als auch mündlich zur Verfügung gestellt werden. Eine angemessene Vorbereitung und Aufklärung des Patienten vor der Entlassung mit Hilfe der „Teach-back"-Methode und/oder der motivierenden Gesprächsführung, die Vermittlung von Informationen in Stücken und die Überprüfung des Verständnisses sollten erwogen werden.	**IIa**	**B**
Die Beurteilung des psychischen Wohlbefindens anhand eines validierten Instruments und gegebenenfalls die Überweisung an einen Psychologen sollten erwogen werden.	**IIa**	**B**

ACS = akutes Koronarsyndrom.

14. Geschlechterunterschiede

In mehreren Studien wurde berichtet, dass Frauen mit einem ACS anders behandelt werden als Männer. Dazu gehört, dass sie seltener als Männer eine invasive Koronarangiographie, eine rechtzeitige Revaskularisation, eine kardiologische Rehabilitation und Medikamente zur Sekundärprävention erhalten. Gesundheitsdienstleister und politische Entscheidungsträger sollten sich dieser potenziellen geschlechtsspezifischen Voreingenommenheit bei der Behandlung des ACS bewusst sein und gezielte Anstrengungen unternehmen, um sicherzustellen, dass Frauen mit ACS eine evidenzbasierte Behandlung erhalten.